ullstein

Ein Mann, der sich verfolgt fühlt und dann erstochen aus dem Wasser gefischt wird. Ein Ehepaar, das tot, aber ohne äußere Verletzungen in der heimischen Wohnung liegt. Ein grausiger Fund in einem Möbelstück …

In diesem Buch ist Deutschlands bekanntester Rechtmediziner Michael Tsokos erneut dem Tod auf der Spur – und schildert weitere unglaubliche Fälle aus eigener Erfahrung. »Realistischer und spannender als jeder Krimi!« – Frank Schätzing, Bestsellerautor.

PROF. DR. MICHAEL TSOKOS, Jahrgang 1967, leitet seit 2007 das Institut für Rechtsmedizin der Charité und das Landesinstitut für gerichtliche und soziale Medizin in Berlin. Seit 2014 ist er zudem ärztlicher Leiter der ersten Berliner Gewaltschutzambulanz an der Charité. Michael Tsokos ist als rechtsmedizinischer Experte im In- und Ausland tätig. Er ist Herausgeber und Mit-Herausgeber mehrerer wissenschaftlicher nationaler und internationaler rechtsmedizinischer Fachzeitschriften, Herausgeber und Autor mehrerer rechtsmedizinischer Fachbücher sowie von zahlreichen populärwissenschaftlichen Sachbüchern und True-Crime-Thrillern, die allesamt Bestseller waren und bisher in über zwanzig Sprachen übersetzt wurden.

Nach seinem Engagement für die Vereinten Nationen zur Identifizierung der Kriegsopfer im ehemaligen Jugoslawien 1998 und 1999 war er Ende 2004 und 2005 maßgeblich an der Identifizierung der deutschen Tsunami-Opfer in Thailand beteiligt und zuletzt an der Identifizierung der deutschen Opfer des Attentates in Istanbul Anfang 2016 und der Opfer des Terroranschlages auf einen Berliner Weihnachtsmarkt Ende 2016. Sein besonderes Engagement gilt seit über zwanzig Jahren der klinischen Rechtsmedizin und hierbei besonders der Kindesmisshandlung.

Michael Tsokos ist unter anderem Träger des Wissenschaftspreises der Deutschen Gesellschaft für Rechtsmedizin und Botschafter des Deutschen Kindervereins.

Michael Tsokos
unter Mitarbeit von Lothar Strüh

DER TOTENLESER

Unglaubliche Fälle
aus der Rechtsmedizin

Ullstein

Besuchen Sie uns im Internet:
www.ullstein.de

Wir verpflichten uns zu Nachhaltigkeit
- Papiere aus nachhaltiger Waldwirtschaft und anderen kontrollierten Quellen
- ullstein.de/nachhaltigkeit

Die in diesem Buch beschriebenen Fälle aus der Rechtsmedizin sind allesamt dem wahren Leben entnommen. Alle Namen der genannten Personen und Orte des Geschehens wurden anonymisiert. Etwaige Übereinstimmungen oder Ähnlichkeiten wären rein zufällig. Die angeführten Dialoge und Äußerungen Dritter sind nicht wortgetreu zitiert, sondern ihrem Sinn und Inhalt nach wiedergegeben.

MIX
Paper | Supporting responsible forestry
FSC® C021394

Neuausgabe im Ullstein Taschenbuch
1. Auflage September 2020
4. Auflage 2024

Umschlaggestaltung: zero-media.net, München.
Titelabbildung © Patrick Hammerschmidt
Satz: KompetenzCenter, Mönchengladbach
Druck und Bindearbeiten: ScandBook, Litauen
ISBN 978-3-548-37730-8

Für Linnea, Lucius, Julius, Titus und Anja

Inhalt

Zur Einführung: Was Sie erwartet

Vor nicht allzu langer Zeit ergab eine psychologische Studie, dass Menschen instinktiv weniger lächeln, wenn sie wissen, dass ihr zufälliges Gegenüber ein Zahnarzt ist. Und zwar nicht, weil Frauen wie Männern bei dem Gedanken an frühere schmerzhafte Erlebnisse beim Zahnarzt das Lachen vergeht, sondern weil sie unbewusst versuchen, ihre Zähne zu verbergen – aus Angst, dem Zahnarzt würden mangelnde Zahnpflege oder Zahnfehlstellungen auffallen.

Was würde wohl eine solche psychologische Studie darüber ergeben, wie sich Menschen verhalten, wenn sich ihr Gegenüber im Zug, an der Bushaltestelle oder auf einer Party als Rechtsmediziner entpuppt? Hätten sie Angst, dass wir Rechtsmediziner schon vom äußeren Anblick in ihnen lesen könnten wie in einem offenen Buch? Dass wir an der scheinbar intakten Körperoberfläche eine fortgeschrittene Arteriosklerose oder das allmähliche Verkalken der Herzkranzgefäße erkennen? Oder vielleicht können wir ja auch an ihren Augen Anzeichen für eine geschädigte Leber finden und damit ihrem übermäßigen Alkoholgenuss auf die Schliche kommen?

Bisher gibt es keine Studie über das menschliche Verhalten im Angesicht eines Rechtsmediziners. Würde es sie geben, wäre das Ergebnis aber wahrscheinlich, dass derjenige, der sich unvermittelt einem Vertreter dieser Berufsgruppe gegenübersieht, den Drang verspürt, ihr oder ihm ein paar grundsätzliche Fragen zu stellen. Dass wir für den Rest der Bevölkerung eine recht exotische Spezies zu sein scheinen, zeigen allein die Fragen, die mir von Privatpersonen oder bei Interviews mit schöner Regelmäßigkeit gestellt werden: »Wie hält man das nur aus?« »Hat Ihre Berufswahl mit Lust an menschlichen Abgründen zu tun?« »Wie hat Ihr Beruf Ihre Sicht auf die Menschen und die Gesellschaft verändert?« »Glauben Sie trotz der furchtbaren Dinge, die Sie sehen, noch an Gott?«

Was meine Berufswahl und die tägliche Beschäftigung mit dem Tod anbelangt, kann ich Ihnen versichern, dass ich als Rechtsmediziner das, was ich von der Gesellschaft sehe, und die vielen Facetten, in denen der Tod unsere Mitmenschen ereilt, nicht als abgründig empfinde. Ebenso wenig umgeben wir Rechtsmediziner uns mit den Schattenseiten des Lebens, um mit unserer eigenen Existenz klarzukommen. Ich übe diesen Beruf deshalb aus, weil ich mir schlicht keine faszinierendere Tätigkeit vorstellen kann, obwohl ich natürlich nicht weiß, wie ich mich als Internist oder Bauchchirurg fühlen würde. Und allen Kollegen, mit denen ich schon gearbeitet oder gesprochen habe, geht es genauso. Was uns antreibt, ist eine Mischung aus Neugier und dem Wunsch, durch die Aufdeckung der Todesursache einen wichtigen Beitrag zu leisten – sei es zur Aufklärung eines Verbrechens oder um Angehörigen die Ungewissheit zu nehmen.

Trotzdem ist meine Arbeit manchmal ganz und gar kein Vergnügen. Am wenigsten dann, wenn die Unschuldigsten unter uns zu Opfern geworden sind. Jedes unglücklich aus einem Fenster zu Tode gestürzte Kind, jedes Kind, das seine Neugier am Wasser mit dem Tod durch Ertrinken bezahlt hat, weil kein Erwachsener sich in diesem Moment für dessen Beaufsichtigung verantwortlich fühlte, und erst recht jedes kindliche Opfer eines Gewaltverbrechens schlägt mir aufs Gemüt. Da wird es dann auch schon mal schwer, abends abzuschalten und sich mit Freude dem Privatleben zu widmen.

Auch diesen Teil meiner Arbeit erspare ich Ihnen in diesem Buch nicht. In vier Kapiteln geht es um Fälle, in denen Kinder auf meinem Obduktionstisch lagen. Aber hier wie in allen anderen Kapiteln gilt: Auch wenn ich auf grausame Details zu sprechen kommen muss, damit Sie jeweils verstehen, was vorgefallen ist, sind Sie vor Blut- oder Schockeffekten aller Art in Sicherheit.

Bereits im Schlusswort zu meinem ersten Buch *Dem Tod auf der Spur* habe ich betont, dass die beschriebenen Fälle nur insofern spektakulär sind, »als sie in zugespitzter Weise Phänomene unserer Gesellschaft beleuchten«. Das gilt auch wieder für die folgenden Kapitel. Dabei erzähle ich diesmal noch ausführlicher die Geschichte hinter den jeweiligen Fällen, wodurch der Kontext stärker beleuchtet wird. Und ich versuche Ihnen ein Bild davon zu vermitteln, wie die rechtsmedizinische Untersuchung in das Räderwerk der anderen Ermittlungen eingebettet ist. Unter anderem in einigen kürzeren Kapiteln, die an konkreten Beispielen zentrale und immer wiederkehrende Aspekte der rechtsmedizinischen Arbeit beschreiben. Keine Angst, doziert wird nicht, und vielleicht dienen Ihnen die Anekdoten aus meinem Arbeitsalltag auch als Erholungspausen. Denn dass Ihnen nicht die eine oder andere Geschichte an die Nieren geht, kann ich Ihnen nicht versprechen. Aber wenn Sie von allem Grausamen und Traurigen verschont werden wollten, hätten Sie wohl kaum zu diesem Buch gegriffen.

Michael Tsokos
im Sommer 2010

Rätselhafte Verfolger

Es war Spätsommer, als im Binnenhafen einer norddeutschen Stadt die Leiche eines Mannes aus dem Wasser gezogen wurde. Ein Hafenarbeiter hatte der Polizei gemeldet, dass eine leblose Person ungefähr fünf Meter von der Hafenböschung entfernt im Wasser trieb. Als die Einsatzkräfte der Wasserschutzpolizei den Mann herausgezogen hatten, brachen sie noch vom Boot aus per Funk den eingeleiteten Notarzteinsatz ab. Hier wäre jegliche ärztliche Hilfe zu spät gekommen, denn schon ein erster oberflächlicher Blick zeigte, dass längst die Leichenfäulnis eingesetzt hatte.

Die Beamten der Wasserschutzpolizei legten den Toten auf das Deck des Bootes. Er trug Jeans und eine per Reißverschluss geschlossene Windjacke, darunter ein T-Shirt. Der linke Fuß steckte lediglich in einer schwarzen Tennissocke, der rechte Fuß war nackt.

Die Beamten machten sich daran, die völlig durchnässte und verschmutzte Kleidung des Toten auf Ausweispapiere oder andere Identitätshinweise zu durchsuchen. In der Innentasche der Jacke wurden sie fündig: Neben ein paar völlig aufgeweichten Geldscheinen fand sich dort ein Personalausweis, ausgestellt auf den Namen Holger Wehnert, achtundzwanzig Jahre alt, wohnhaft in einer Kleinstadt nur wenige Kilometer von dem Binnenhafen entfernt. Das Alter von achtundzwanzig Jahren mochte zwar zu dem Toten passen, die Gesichtszüge der Wasserleiche aber waren aufgrund der fortgeschrittenen Leichenfäulnis nicht mehr zu erkennen. Damit schied ein Vergleich mit dem Foto auf dem Personalausweis aus. Die Beamten gaben die Personalien Wehnerts an die Einsatzzentrale weiter, damit von dort aus überprüft werden konnte, ob diese Person vielleicht bereits »polizeilich in Erscheinung getreten« war. Im Klartext: ob ihn jemand als vermisst gemeldet hatte oder Vorstrafen oder gar ein aktueller Haftbefehl gegen ihn vorlagen.

Als die Wasserschutzpolizisten den Toten nun genauer untersuchten, entdeckten sie schlitzförmige Stoffdefekte im Brustbereich des T-Shirts. Also schob einer der Beamten das T-Shirt des Mannes hoch: Der Mann hatte mehrere Stichverletzungen in der Brust. Damit war der Tote im Hafen ein Fall für die Mordkommission …

Zwei Stunden später wurde der Tote im Institut für Rechtsmedizin eingeliefert, wo bereits die zuständige Staatsanwältin und die zwei mit diesem Fall betrauten Beamten der diensthabenden Mordkommission anwesend waren sowie ein Fotograf der Spurensicherung. Bei Opfern von potentiellen Tötungsdelikten ist in der Regel ein Vertreter der Staatsanwaltschaft bei der Obduktion anwesend. Nach der Strafprozessordnung (StPO) liegt es zwar im persönlichen Ermessen des zuständigen Staatsanwalts (oder der Staatsanwältin), an einer Obduktion teilzunehmen, in Berlin ist dies jedoch immer der Fall, wenn der Verdacht auf ein Tötungsdelikt im Raum steht. Außerdem besucht er oder sie auch noch vorher den Tatort beziehungsweise Leichenfundort, um sich selbst ein Bild zu machen, statt sich auf Berichte und Fotos zu verlassen.

Auf jeden Fall sind bei der Obduktion die zuständigen Ermittler der Kriminalpolizei anwesend, weil der Informationsaustausch so deutlich einfacher ist. Beispielsweise kann der Obduzent dem anwesenden Kommissar relevante Details gleich am Leichnam demonstrieren.

Bei der äußeren Leichenschau konnte ich vor allem präzisieren, was auch die Wasserschutzpolizisten schon gesehen hatten: Die vier leicht schräg gestellten, zwischen 1,2 und 1,8 Zentimeter langen Stoffdefekte in Jacke und T-Shirt korrespondierten wie zu erwarten mit vier Stichverletzungen in der Brust des Mannes. Da der Tote sich in dieser Bekleidung längere Zeit im Wasser befunden hatte, war es nicht weiter verwunderlich, dass die entsprechenden Kleidungsstücke keine Blutflecken aufwiesen. Der Stoff war jeweils glatt durchtrennt und nicht etwa an den Rändern gerissen, was für ein scharfes Messer als mutmaßliche Tatwaffe sprach. Ansonsten gab es keine Anzeichen für Schnitte oder Stiche, weder an der

Oberbekleidung des Toten noch an seiner Jeans. An dem im Wasser ausgeblichenen schwarzen Kunstledergürtel hing eine Messergürteltasche aus Leder. Ein dazugehöriges Messer gab es nicht.

Während der Leichenschau erhielt einer der anwesenden Ermittler den Anruf eines Kollegen, der wichtige neue Informationen hatte:

Alfred Wehnert, der Vater von Holger Wehnert, hatte elf Tage zuvor bei der Polizei eine Vermisstenanzeige aufgegeben. Dabei hatte er unter anderem erzählt, dass sich sein Sohn in den letzten Wochen vor seinem Verschwinden sehr eigenartig und völlig anders als sonst verhalten habe: Holger Wehnert rief seinen Vater in dieser Zeit einige Dutzend Male an, manchmal auch mitten in der Nacht oder in den frühen Morgenstunden und behauptete immer wieder und »in wirren Sätzen«, dass verschiedene Personen ihn unablässig beobachten und verfolgen würden. Sein Vater hatte ihm anfangs geraten, zur Polizei zu gehen, doch das lehnte Holger Wehnert strikt ab. Seine Anrufe wurden von Mal zu Mal bizarrer, bis er irgendwann die Vermutung äußerte, bei seinen Verfolgern könnte es sich um Agenten eines ausländischen Geheimdienstes handeln, die ihn rekrutieren und im Falle seiner Weigerung ganz sicher töten wollten. Daraufhin riet sein Vater ihm dringend, einen Nervenarzt aufzusuchen. Kurz darauf rissen die befremdlichen Anrufe seines Sohnes so unvermittelt ab, wie sie begonnen hatten.

Bevor Alfred Wehnert seinen Sohn schließlich bei der Polizei als vermisst meldete, hatte er noch drei Tage lang vergeblich versucht, mit ihm Kontakt aufzunehmen. Doch konnte er ihn weder telefonisch erreichen, noch traf er ihn in seiner Wohnung an. Auch in dem Tonstudio, in dem Holger Wehnert als Tontechniker arbeitete, wusste keiner der Kollegen etwas über seinen möglichen Verbleib – er war seit über einer Woche nicht mehr zur Arbeit erschienen. Das alles hörte sich einigermaßen undurchsichtig an, und weder die Ermittler noch ich wussten so recht, was wir von der Geschichte halten sollten.

Immerhin hatte der Vater bei der Vermisstenanzeige zwei wertvolle Hinweise gegeben, an denen wir überprüfen konnten, ob es sich tatsächlich um seinen Sohn handelte. Holger Wehnert besaß zwei auffällige körperliche Merkmale: einen in seine rechte Leistengegend tätowierten blauen Delphin und eine dritte Brustwarze unter seiner eigentlichen linken Brustwarze.

Solche zusätzlichen Brustwarzen befinden sich meist etwas ober- oder unterhalb der normalen Brustwarze, machen keinerlei Beschwerden und bedürfen keiner operativen Therapie (es sei denn, die oder der Betroffene wünscht die Entfernung aus kosmetischen Gründen). Der medizinische Fachterminus für zusätzliche Brustwarzen ist »akzessorische Mamille« (vom lateinischen *accedere* = hinzukommen und *mamma* = Brust). Vielleicht kennen Sie ja den schon fast vierzig Jahre alten James-Bond-Streifen *Der Mann mit dem goldenen Colt*.

Der von Christopher Lee gespielte Auftragskiller und Bond-Gegenspieler Scaramanga tritt nicht nur dadurch hervor, dass er seine Opfer mit einer goldenen Pistolenkugel aus einer goldenen Pistole erschießt, sondern er hat auch eine akzessorische Mamille. Diesen Umstand nutzt Roger Moore alias James Bond aus, indem er sich ein Plastikimitat dieser zusätzlichen Brustwarze auf die Brust klebt und sich so als Scaramanga ausgibt.

Bei unserem Toten war die dritte Brustwarze allerdings echt, es handelte sich also zweifelsfrei um Holger Wehnert, zumal auch das Tattoo vorhanden war. Ohne den entsprechenden Hinweis hätte man bei der Leichenfäulnis des Toten diese akzessorische Mamille allerdings auch für einen kleinen, die Hautoberfläche etwas überragenden Leberfleck halten können.

Nachdem nun auch die Identität eindeutig geklärt war, begannen wir mit der eigentlichen Obduktion.

Wasserleichen sind wirklich kein schöner Anblick, und der vor mir auf dem Obduktionstisch liegende Holger Wehnert machte hierbei keine Ausnahme. Ganze Flächen seiner Haut waren graugrün verfärbt, teilweise hatten sich Hautpartien abgelöst und hingen am Körper wie dünne, dunkle Flickenteppiche. An der Haut von Händen, Füßen und Ohren, aber auch über den Knien und Ellenbogengelenken hatte sich »Waschhaut« gebildet, die jeder – allerdings in deutlich abgeschwächter Form – aus eigener Erfahrung kennt, wenn er sich mal längere Zeit in der Badewanne, dem Schwimmbad oder im Meer aufgehalten hat. Waschhaut entsteht dadurch, dass die oberste Hautschicht, die aus abgestorbenen Hautzellen bestehende Hornhaut, aufquillt und sich daher leicht mit Wasser vollsaugt. An den Körperstellen, an denen die Hornhautschicht am dicksten ist, also an den Fußsohlen und den Innenseiten der Fingerspitzen, bildet sie sich zuerst. Nach frühestens einem Tag »Wasserliegezeit« ist die Hornschicht der gesamten Handinnenfläche und Fußsohlen in Waschhaut umgewandelt und kreideweiß verfärbt. Erst nach vielen Tagen im Wasser breitet sie sich auch auf die Streckseite der Hände und Füße aus. Üblicherweise erst nach Wochen, in sehr warmem Wasser allerdings schon nach ein paar Tagen (zum Beispiel, wenn der Tote in einer Badewanne liegt, in die über den laufenden Wasserhahn ständig warmes Wasser nachfließt), löst sich die gesamte Haut der Finger- und Zehenspitzen einschließlich der Nägel ab. Ein solcher Anblick bringt auch hartgesottene Todesermittler manchmal dazu, den Obduktionssaal für ein paar Minuten zu verlassen, um frische Luft zu schnappen.

An den Handinnenflächen unseres Toten zeigte sich zusätzlich ein dünner, glitschig-grüner Algenfilm – »wie bei einem Korallenriff«, staunte einer der Mordermittler und wollte wissen, wie lange der Mann dafür im Wasser gelegen haben musste. Diese Frage war nur schwer zu beantworten. Denn weder Leichenfäulnis, Waschhautbildung noch die Besiedlung von Wasserleichen durch Algen oder andere marine Flora folgen nachvollziehbaren Gesetzmäßigkeiten. Mehrere Tage musste er allerdings im Wasser gelegen haben, sonst hätte man den Algenbewuchs nicht mit bloßem Auge erkennen können.

Die graugrüne Brust- und Bauchhaut des Toten sah aus, als hätte ein Laie mit unruhiger Hand ein braunschwarzes Spinnennetz darauf tätowiert. Dieses *Artefakt* aber war keine Tätowierung, sondern durch die fortgeschrittene Leichenfäulnis hervorgerufen. Hier zeichneten sich die unter der Haut gelegenen Blutgefäße ab, in denen sich, wie im gesamten Körper, der rote Blutfarbstoff während des Fäulnisprozesses dunkel ver-färbt.

Der größte Teil der Kopfhaare war nicht mehr vorhanden, was daran lag, dass sich beim Aufquellen die Struktur der Kopfhaut lockert und die Kopfhaare nach einiger Zeit ausfallen.

An der Innenseite des linken Handgelenks fanden wir vier Schnittverletzungen, die bis zu fünf Zentimetern lang, aber nicht sehr tief waren. Das war eine überraschende Entdeckung, die für die Beurteilung der Todesumstände von zentraler Bedeutung sein konnte. Denn solche oberflächlichen Verletzungen am Handgelenk sind oft Hinweis auf einen Suizid: Bevor sich jemand beispielsweise die Pulsadern aufschneidet, ritzt er sich zunächst nur vorsichtig die Haut. Einen Beweis, dass es sich hier um derartige »Probierschnitte« handelte, hatten wir aber nicht, die Mordtheorie war damit also noch keineswegs widerlegt.

Auf der Suche nach weiteren rechtsmedizinischen

Hinweisen wandte ich mich den Stichverletzungen in der Brust zu. Die vier Einstiche lagen jeweils nicht weiter als zwei Zentimeter voneinander entfernt und verliefen leicht schräg zur Körperlängsachse. Trotz der Leichenfäulnis war an den Rändern der Wunden noch gut zu erkennen, dass auch Haut und Unterhautfettgewebe »glatt«, also mit einem scharfen Werkzeug wie einem Messer, durchtrennt worden waren.

Ich öffnete die Brust- und Bauchhöhle und suchte als Erstes nach Hinweisen auf die Tiefe der Stiche. Anders als in der Haut und im Gewebe darunter zeigten sich im Brustbein nur zwei Stichverletzungen. Die zwei oberen waren demnach nur oberflächlich. Die Wucht der unteren Bruststiche dagegen musste gewaltig gewesen sein, da das Brustbein hier jeweils durchbohrt war. Im Gegensatz zu den Schnitten am Handgelenk sahen diese Stichverletzungen wieder eher nach Fremdeinwirkung aus. Wer sticht sich selbst mit solcher Brutalität in die Brust?

»Also doch Mord?«, fragte einer der Ermittler.

Diese Frage ließ sich im weiteren Verlauf der Obduktion eindeutig beantworten:

Abgesehen von den oben näher beschriebenen Stich- und Schnittverletzungen, gab es keinerlei Zeichen äußerer Gewalteinwirkung. Wäre Holger Wehnert erstochen worden, hätten wir Abwehrverletzungen finden müssen – Stiche oder zumindest Schnitte oder Kratzer an den Armen, die entstehen, während der Angegriffene sich zu schützen versucht.

Ebenfalls für einen Suizid sprachen neben den Probierschnitten am linken Handgelenk die Anordnung der Bruststiche: parallel und für die eigene Hand gut erreichbar; auch der Verlauf der Stichkanäle passte zu der Armbewegung und zu der Achsstellung des Messers, wie sie beim Selbst-Zustechen zu erwarten sind – vorausgesetzt, Holger Wehnert war Rechtshänder.

Als Todesursache konnten wir »ein inneres Verbluten durch Herz- und Lungenstich« festhalten. Sowohl die Herzstichverletzung als auch der Stich in die rechte Brusthöhle mit Verletzung der rechten Lunge waren geeignet, den Tod innerhalb kürzester Zeit herbeizuführen. Holger Wehnert konnte die Verletzungen bestenfalls wenige Minuten überlebt haben. Allerdings war nicht auszuschließen, dass er, unmittelbar nachdem er sich die Stichverletzungen selbst zugefügt hatte, ins Wasser gestürzt und dort ertrunken war, bevor die Stiche ihn getötet hätten. Das hatte aber auch keine Relevanz für die weiteren Ermittlungen.

Relevant war das zentrale Obduktionsresultat: Es war Suizid, kein Mord.

Nachdem ich die Obduktion von Holger Wehnert beendet hatte, diskutierte ich den Fall mit der anwesenden Staatsanwältin und den beiden Beamten der Mordkommission. Währenddessen wog eine Sektionsassistentin die einzelnen Organe, trug die Gewichte in ein Protokollblatt ein und ließ die Organe danach in der geöffneten

Brust- und Bauchhöhle des Leichnams verschwinden, um diesen später mit einer Naht zu verschließen.

Wir waren uns einig, dass es sehr gut möglich war, dass die Tatwaffe aus dem leeren Messertäschchen an Wehnerts Gürtel stammte, aber das zu beweisen würde wohl nicht mehr möglich sein. Das Hafengelände abzusuchen oder gar im Hafenbecken von Polizeitauchern danach suchen zu lassen erschien aussichtslos. Da es sich nach dem Ergebnis der Obduktion um einen Suizid handelte, interessierte die Ermittler auch weniger die Tatwaffe als das eigentliche Motiv für diesen so extrem brutal ausgeführten Freitod.

Dass sich Wehnert die Schnittverletzungen am Handgelenk selbst zugefügt haben musste, war aufgrund ihrer Beschaffenheit für alle Beteiligten leicht nachzuvollziehen. Einem sich wehrenden Opfer gegen seinen Willen mehrere Schnittverletzungen in solch einheitlicher Anordnung und in der gleichen Tiefe – also mit derselben Intensität und Kraft – beizubringen ist nicht möglich.

Schwerer zu akzeptieren waren die Stichverletzungen in der Brust. Einer der Kommissare fragte dann auch, ob es denn überhaupt möglich sei, dass sich ein Mensch viermal ein Messer in die Brust rammt, zweimal davon mit so großer Wucht wie hier. Für jemanden, der nicht ständig mit außergewöhnlichen Todesarten und -umständen zu tun hat, ist ein derart brutales Vorgehen kaum vorstellbar. Fakt ist aber, dass wir bei Suiziden noch ganz andere Folgen von Gewaltexzessen gegen den eigenen Körper zu sehen bekommen. Mehrfach haben wir in den letzten Jahren in der Berliner Rechtsmedizin Suizidenten untersucht, die sich selbst zehnmal oder öfter tief in die Kehle geschnitten hatten, bis diese schließlich durchtrennt war, oder sich mehrfach in Kopf und Brust schossen, weil die ersten Schüsse nicht tödlich waren – jedenfalls nicht sofort. Natürlich besteht in allen diesen Fällen zunächst immer der Verdacht auf ein Tötungsdelikt, und nur eine Obduktion kann letztlich Klarheit bringen, was geschehen ist.

Trotzdem stellt sich natürlich immer die Frage: Warum tötet sich jemand auf derart brutale Weise? Gab es in unserem Fall einen direkten Zusammenhang zu dem, was Holger Wehnert seinem Vater am Telefon erzählt hatte?

»Ich habe mal gehört, dass Suizidenten oft ihre Brust entblößen, wenn sie sich in die Brust schießen«, sagte einer der Kommissare. »Ist das bei Messerstichen nicht auch so?« Tatsächlich steht es so in vielen Lehrbüchern der Rechtsmedizin und Kriminalistik, aber in der Praxis gibt es immer wieder Ausnahmen von dieser Regel. Und welcher Suizident hält sich in seinem verzweifelten und oft verwirrten Zustand schon an irgendwelche Lehrbuchregeln?

Gibt es wirklich keinerlei Anhaltspunkte für ein Fremdverschulden, entfällt normalerweise die Notwendigkeit weiterer Ermittlungen. Allenfalls werden noch offene Fragen geklärt. Wegen Wehnerts Angaben seinem Vater gegenüber gab es in diesem Fall allerdings noch Klärungsbedarf. Auch wenn es so schien, als hätten die vermeintlichen Verfolger nur in seinem Kopf existiert, musste seinen Behauptungen doch nachgegangen werden.

Zunächst sollten die Ermittler den Vater und weitere Zeugen aus dem unmittelbaren privaten und beruflichen Umfeld von Holger Wehnert befragen. Sobald das Ergebnis unserer chemisch-toxikologischen Untersuchungen vorlag, würde man entscheiden, ob das Todesermittlungsverfahren eingestellt werden konnte.

Vier Tage nach der Obduktion rief mich einer der beiden Kommissare an, um über den Stand der Ermittlungen zu berichten. Holger Wehnert war tatsächlich Rechtshänder gewesen, woran ich nach der Obduktion aber auch keine Zweifel gehegt hatte.

Noch am Tag der Obduktion hatten die Beamten den Vater aufgesucht und ihm die Nachricht vom Tod seines Sohnes überbracht. Alfred Wehnert hatte zwar recht gefasst reagiert, an einen Suizid seines Sohnes wollte er jedoch nicht glauben. Abgesehen von den letzten Wochen vor seinem Verschwinden sei er immer »ein sehr fröhlicher Mensch« gewesen. Auf einen möglichen Drogenkonsum seines Sohnes angesprochen, erzählte der Vater freimütig, sein Sohn habe gelegentlich Cannabis konsumiert, sich aber nie auf Härteres eingelassen.

Und dann erzählte er den Beamten noch von einem ungewöhnlichen Telefonanruf: Einen Tag vor dem Verschwinden seines Sohnes habe ihn jemand auf dem Handy angerufen – mit unterdrückter Nummer wie auch sein Sohn immer. Am anderen Ende der Leitung habe eine männliche Stimme »seltsam und unverständlich gebrabbelt, wie wenn einer den Mund voll hat oder kaut«. Obwohl sich die Stimme nicht wirklich erkennen ließ, hegte Alfred Wehnert schon zum damaligen Zeitpunkt keine Zweifel, dass dies ein Lebenszeichen von seinem Sohn war – das letzte, wie sich dann bald herausstellen sollte.

Dass Alfred Wehnert mit seiner Vermutung recht hatte, wurde klar, als er den Kriminalbeamten ein weiteres Detail verriet: »Im Hintergrund habe ich Geräusche gehört – so wie das Tuten von Schiffen.«

Die Befragung der Arbeitskollegen förderte weitere Puzzleteile zutage: Sechs Wochen vor seinem plötzlichen Verschwinden hatte Wehnert auf einer Technoparty als Bühnentechniker gearbeitet. Einer Kollegin erzählte er später, dass ihm bei dieser Veranstaltung ein Konzertbesucher ein Trinkhorn gereicht hatte. Aus dem habe er einen »seltsamen Met« getrunken, und seitdem gehe es ihm »total beschissen«. Eines Abends rief er plötzlich bei ihr zu Hause an und sagte: »Ich glaube, die sind hinter mir her.« Wen er mit »die« meinte, habe er ihr nicht sagen wollen, sondern stattdessen abrupt aufgelegt.

Obwohl ihr das merkwürdig vorgekommen war, dachte sie nicht weiter darüber nach und reiste am nächsten Tag für eine knapp siebenwöchige Konzerttournee ab.

Seitdem hatte sie Wehnert nicht mehr gesehen oder gesprochen.

Ein anderer Arbeitskollege hatte Wehnert eines Abends nach der Arbeit in seinem Auto mit nach Hause genommen. Unvermittelt fing Holger Wehnert während der Fahrt an, auf vorbeifahrende Autos zu zeigen und zu behaupten, dass darin Leute säßen, die ihn töten wollten. Zudem erklärte er, dass die scheinbar normalen Blink- und Bremslichter der vor ihnen fahrenden Wagen in Wirklichkeit an ihn gerichtete »Geheimsignale« seien. Dem Kollegen wurde Wehnerts Verhalten bald zu bunt, weshalb er ihn kurzerhand aus seinem Auto warf. Das bereute er allerdings zum Zeitpunkt seiner Befragung sichtlich, wie mir der Beamte am Telefon berichtete.

Auch die Freunde von Wehnert erzählten, dass er sich in den letzten Wochen vor seinem Tode zunehmend verändert hatte. Aus der vorher eher gepflegten Erscheinung sei innerhalb kürzester Zeit nur noch »ein Schatten seiner selbst« geworden. »Er schien völlig neben sich zu stehen«, formulierte es eine Freundin. An gemeinsamen Abenden habe er völlig gehetzt gewirkt, sei immer wieder aufgestanden und habe, versteckt hinter den Gardinen, aus den Fensterscheiben hinaus auf die Straße gesehen und unzusammenhängendes Zeug gemurmelt. Manchmal sei er plötzlich aufgesprungen und habe das Licht im Zimmer gelöscht, um es nach einigen Minuten wieder anzuschalten. Sein Verhalten war ihr unheimlich, und sie wurde das Gefühl nicht los, dass Holger Wehnert sich auf irgendetwas eingelassen hatte, gegen das er sich nicht wehren konnte und das ihn jetzt einholen würde. Und damit sollte sie recht behalten …

Die Erklärung, nach der wir suchten, kam am darauffolgenden Tag aus unserem toxikologischen Labor, allerdings nicht durch die chemisch-toxikologischen Analysen von Blut, Urin, Mageninhalt und Lebergewebe, denn dort war das Resultat überall negativ. Das bedeutete, dass Holger Wehnert zum Zeitpunkt seines Todes nicht unter dem Einfluss von Alkohol, Medikamenten oder Drogen gestanden hatte. Den entscheidenden Hinweis und letztlich auch die Lösung des Rätsels, warum er sich in den letzten Wochen vor seinem Tode völlig paranoid verhalten und unter Wahnvorstellungen gelitten hatte, lieferte uns die Analyse seiner Kopfhaare: Holger Wehnert hatte etwa sechs bis sieben Wochen vor seinem Tode *Lysergsäurediethylamid* konsumiert – kurz: LSD.

Haare sind wie ein Archiv. In ihnen lagern sich die Abbauprodukte von Drogen ab, so dass deren Konsum noch Monate, wenn nicht Jahre später nachweisbar ist. In Blut und Urin finden sich Drogen und ihre Spuren dagegen höchstens noch achtundvierzig Stunden, weshalb sich mit entsprechenden Proben ein länger zurückliegender Drogenkonsum nicht feststellen lässt.

Kopfhaare wachsen etwa einen Zentimeter pro Monat. Entsprechend zeigt uns die Länge der Haare, wann der

Betreffende welche Substanzen zu sich genommen hat. Hat jemand zum Beispiel sechs Zentimeter lange Kopfhaare, können wir sehr präzise sagen, wie oft und wann genau er welche Droge in den letzten sechs Monaten vor der Untersuchung konsumiert hat. Man kann so auch Aussagen von Beschuldigten überprüfen, die zum Beispiel angeben, in den letzten drei Monaten »clean« gewesen zu sein. Sagen sie die Wahrheit, werden wir in den ersten drei Zentimetern (von der Haarwurzel an) keine Spuren von Drogen finden.

In den meisten Fällen wird die Haaranalyse eingesetzt, um einen chronischen, also regelmäßig und über einen längeren Zeitraum stattgefundenen Drogenkonsum nachzuweisen. Doch hat sich die toxikologische Forschung in den letzten Jahren so rasant entwickelt, und die Analysemethoden sind so ausgefeilt geworden, dass auch ein viele Wochen oder Monate zurückliegender einmaliger Konsum einer Droge oder eines Medikamentes noch nachgewiesen werden kann. Diese Möglichkeit findet zunehmend Anwendung zum Nachweis von K.-o.-Tropfen bei Sexualstraftaten, also verschiedener Schlaf- und Beruhigungsmittel, mit denen Opfer betäubt und damit wehrlos gemacht werden.

Mittels Haaranalyse lassen sich nicht nur illegale Drogen wie Heroin, Kokain, Tetrahydrocannabinol (der Wirkstoff von Cannabis), LSD, Ecstasy oder andere synthetisch hergestellte Drogen (»Designerdrogen«) nachweisen, sondern auch Medikamente. Wenn beispielsweise bei einem Psychiatriepatienten das verschriebene Psychopharmakon nicht anschlägt, kann per Haaranalyse überprüft werden, ob er das Medikament überhaupt regelmäßig eingenommen hat oder die Einnahme nur vorgibt.

Die Anwendungsmöglichkeiten der Haaranalyse sind fast unbegrenzt. Davon profitiert beispielsweise die Arbeitsmedizin (etwa unter der Fragestellung, ob ein Arbeitnehmer, der mit Gefahrstoffen umgeht oder sie transportiert, möglicherweise drogenabhängig ist und damit ungeeignet für diese verantwortungsvolle Aufgabe) sowie die Neugeborenenmedizin (um etwa festzustellen, ob nach mütterlichem Konsum während der Schwangerschaft auch Drogen in den Blutkreislauf des Kindes gelangt sind). Aber auch bei der Überprüfung der Schuldfähigkeit werden in manchen Fällen Haaranalysen durchgeführt, zum Beispiel um herauszufinden, ob eine Persönlichkeitsveränderung bei einem Angeklagten Folge einer Drogenabhängigkeit sein kann. Aussagen hierzu lassen sich in den meist erst Monate nach der eigentlichen Tat stattfindenden Gerichtsverhandlungen nämlich nicht mehr über Blut oder Urin treffen.

Ein weiteres Einsatzgebiet der Haaranalyse ist die sogenannte Drogenabstinenzkontrolle: Solche Kontrollen werden von den Führerscheinbehörden in Auftrag gegeben, wenn jemand beim Fahren unter Drogeneinfluss erwischt wurde.

Seit ein paar Jahren ist auch der Nachweis sogenannter »Alkoholismusmarker« in Haaren möglich, was neben

Drogen nicht nur in der Fahreignungsbegutachtung (Medizinisch-psychologische Untersuchung, landläufig noch als »Idiotentest» bezeichnet) von Interesse ist, sondern auch für Familiengerichte bei Sorgerechtsstreitigkeiten. Sie erinnern sich vielleicht, dass Anfang 2007 Fotos von Britney Spears veröffentlicht wurden, auf denen sie sich mit kahlgeschorenem Kopf präsentierte. Die Boulevardpresse spekulierte, ob sie womöglich *den Verstand verloren* hatte oder eine akute Psychose für diese »Selbstverstümmelung« verantwortlich war. Sehr viel wahrscheinlicher ist etwas anderes: In dieser Zeit lief der Sorgerechtsstreit mit ihrem Mann um ihre beiden Kinder. Mit Glatze ließ sich der exzessive Drogenkonsum, der der Sängerin von der Gegenseite vorgeworfen wurde, nicht mehr nachweisen.

Zurück zu unserem Fall und damit zuerst zu der in Holger Wehnerts Haaren nachgewiesenen Droge: LSD ist eines der stärksten Halluzinogene (Substanzen, die in der Lage sind, optische, akustische und sensorische Halluzinationen hervorzurufen) überhaupt. Schon etwa dreißig Minuten nach dem Konsum von LSD treten erste Veränderungen in der Sinneswahrnehmung auf, die insbesondere zu Störungen des Raum- und Zeitempfindens führen. Aber auch die gesamte Umwelt kommt dem Betroffenen im LSD-Rausch verändert und viel intensiver vor, was insbesondere die Wahrnehmung von Farben, Formen und Personen betrifft.

Der Text eines 1967 veröffentlichten Beatles-Songs, das von einer Reise durch eine bunte, völlig irreale Phantasiewelt erzählt, wird seit Jahrzehnten immer wieder als Beschreibung eines LSD-Trips interpretiert. Dabei werten einige schon den Titel als eindeutigen Hinweis: »Lucy in the Sky with Diamonds«. John Lennon behauptete allerdings zeitlebens, dass ihn ein selbstgemaltes Bild seines damals vierjährigen Sohnes Julian inspiriert hätte, das seine Klassenkameradin Lucy darstellen sollte. Wie immer es auch gewesen sein mag – LSD war *die* Hippiedroge der Sechzigerjahre. Obwohl LSD in den USA bereits 1966 verboten wurde, war der Besitz und Konsum der Droge bei uns in Deutschland bemerkenswerterweise noch bis 1971 legal. Seit einigen Jahren erfreut sich LSD in Deutschland erneut einiger Beliebtheit, überwiegend in der Technoszene.

Vereinzelt wird LSD aber auch als bewusstseinserweiternde Substanz in einem Verfahren eingesetzt, das psychoanalytische Behandlung und Anwendung halluzinogener Drogen kombiniert (»Psycholyse«). Dabei werden halluzinogene Substanzen unter ärztlicher Aufsicht verabreicht, mit dem Ziel, psychische Blockaden zu lösen und »seelische Untiefen zu ergründen«. Allerdings ist dieses sehr zweifelhafte Therapieverfahren wissenschaftlich nicht anerkannt; gesetzlich verboten ist dabei aber nur der Einsatz illegaler Drogen wie Heroin, Ecstasy oder eben LSD. Erst im September 2009 starben in Berlin zwei Patienten an einem tödlichen Drogenmix, der ihnen bei einer Psycholyse-Sitzung verabreicht worden war. Fünf weitere Patienten überlebten diese »Therapiesitzung« nur knapp. Der 51-jährige Arzt wurde im Mai 2010 vom Landgericht Berlin wegen Körperverletzung mit Todesfolge und gefährlicher Körperverletzung zu vier Jahren und neun Monaten Haft verurteilt.

Der LSD-Konsument erlebt seinen Rausch keineswegs immer als ein entspannendes Farben- und Klangspektakel mit daraus resultierendem Glücksgefühl und Zugang zu seinem inneren Selbst. Obwohl viele LSD-Konsumenten von einem beglückten Entrücktsein während ihres Trips berichten, kann nach Einnahme von LSD auch genau das Gegenteil eintreten und der Betroffene sich in einem wahren Horrortrip mit negativen Emotionen, Angst- und Panikattacken wiederfinden. Nicht selten kommt es auch zu Angst einflößenden akustischen und optischen Halluzinationen: Man hört beunruhigende Stimmen und sieht Personen oder sogar Ungeheuer, die einem nach dem Leben trachten.

Wie bei den meisten Drogen hängt die Wirkung und das im LSD-Rausch Erlebte nicht nur von der Dosis ab, sondern ganz entscheidend auch von dem jeweiligen psychischen Gemütszustand des Betreffenden und den Umgebungsbedingungen (*Setting*). Ist die Grundstimmung des Drogenkonsumenten bereits vor dem Rausch angespannt oder sogar aggressiv, und strahlt das Umfeld, in dem der Betreffende die Droge konsumiert, etwas Düsteres aus, ist die Wahrscheinlichkeit, dass es zu negativen Erfahrungen mit der Droge kommt, viel höher als bei ausgeglichener oder euphorischer Grundstimmung und entspanntem *Setting*.

Besonders typisch für LSD ist, dass die Einnahme der Droge eine »drogeninduzierte Psychose« auslösen kann, also eine durch den Drogenkonsum hervorgerufene schwere psychische Störung. Die führt bei dem Betroffenen zu einer Veränderung in seinem Erleben, Denken, Fühlen und Verhalten und geht mit einem erheblichen Realitätsverlust einher. Das gilt jedoch nicht nur für LSD, sondern auch für andere synthetisch hergestellte Drogen wie Amphetamine (*Speed*) oder Metamphetamin (*Crystal*) und für manche in der Natur vorkommende psychoaktive Substanzen (enthalten zum Beispiel in *Magic Mushrooms*).

Das Auftreten einer drogeninduzierten Psychose darf dabei nicht mit dem – unter Umständen auch psychotischen – Drogenrausch an sich verwechselt werden. Der eigentliche Drogenrausch und die mit ihm verbundenen Wahrnehmungen und Empfindungen klingen für gewöhnlich nach einigen Stunden ab und sind gänzlich verschwunden, sobald die Droge im Körper abgebaut worden ist. Eine Drogenpsychose überdauert dagegen die Rauschwirkung häufig um ein Vielfaches und hält den Betroffenen unter Umständen sein restliches Leben lang gefangen. Das Heimtückische dabei ist, dass man dafür nicht erst langsam abhängig werden muss.

Den Ergebnissen unserer Haaranalyse nach hatte Holger Wehnert nur ein einziges Mal LSD genommen, und das sechs bis sieben Wochen vor seinem Tod; also genau zu der Zeit, als er auf dem Technokonzert aus dem Trinkhorn »seltsamen Met« getrunken hatte. Der Honigwein war deshalb *seltsam*, weil ihm jemand LSD beigemischt hatte.

Bei Holger Wehnert hatte also ein einmaliger LSD-Rausch ausgereicht, um ihn für den Rest seines – dann nur noch sehr kurzen – Lebens in einer Drogenpsychose gefangen zu halten. Die Geister, die Wehnert nach der Einnahme von LSD heimgesucht hatten, wurde er nicht mehr los. Die Visionen des Schreckens, dass Menschen ihn permanent verfolgten und ihm nach dem Leben trachteten, verschwanden nicht mehr aus seinem Kopf. Seine Halluzinationen waren zugleich so qualvoll und real, dass er schließlich den Entschluss fasste, sich das Leben zu nehmen, um so in eine Welt zu fliehen, in die ihm seine vermeintlichen Verfolger nicht folgen konnten.

Das Schicksal von Holger Wehnert kann man nur als tragisch bezeichnen. Eine einzige Dosis LSD beendete von einem Tag auf den anderen das Leben, wie er es gekannt hatte, und verwandelte es in einen Alptraum, dem er dann eigenhändig und brutal ein Ende setzte.

Nachdem wir durch die Haaranalyse das entscheidende Puzzleteil gefunden hatten, entstand nun ein recht klares Bild:

Zuerst versucht der Rechtshänder Holger Wehnert mit einem Messer, das vermutlich aus der kleinen Messertasche an seinem Gürtel stammt, sich die Pulsadern an seinem linken Handgelenk aufzuschneiden. Als das nicht gelingt, rammt er sich das Messer viermal in die Brust. Erst etwas zögerlich, was zu zwei nicht sonderlich tiefen Stichverletzungen im oberen Brustbereich führt, dann aber mit solch entschlossener Wucht, dass er Herz und Lunge durchbohrt. Dabei hält sich Wehnert bereits irgendwo in unmittelbarer Nähe des Hafengewässers auf, in dem er dann etwa zwei Wochen später entdeckt wird, vielleicht an einer Uferböschung oder sogar im Wasser stehend. Sterbend telefoniert er noch ein letztes Mal mit seinem Vater, der währenddessen im Hintergrund Geräusche von Schiffshörnern hört. Alfred Wehnert erkennt die Stimme nicht und kann nur vermuten, dass es sein Sohn ist, der *wie mit vollem Mund* spricht. Der Grund: Holger Wehnerts Lungen und Luftröhre sind zu diesem Zeitpunkt bereits mit Blut aus dem Lungenstich oder vielleicht auch zusätzlich mit Wasser gefüllt. Wenige Augenblicke später ist er tot.

Lebensgefährliche Trennung

Walter Lohmann erfuhr durch eine SMS auf dem Handy seiner Frau davon, dass es einen anderen Mann in ihrem Leben gab. Zwar hatte er schon länger etwas Derartiges vermutet, aber nie einen handfesten Beweis dafür gehabt. Abgesehen von dem einen oder anderen Abend, an dem er sich ihre Abwesenheit nicht anders erklären konnte, und dem in letzter Zeit deutlich erhöhten Tachostand ihres gemeinsamen Wagens, hatte er bis dahin keinerlei konkrete Hinweise darauf, dass seine Frau fremdging. Und so hatte seine Frau Bettina entsprechende Vorhaltungen und Fragen von ihm stets mit Leichtigkeit abwehren können.

Deshalb hatte Walter Lohmann es sich seit einigen Wochen zur Angewohnheit gemacht, regelmäßig – und, wie er dachte, von seiner Frau unbemerkt – ihr Handy zu überprüfen und ihre SMS-Korrespondenz zu lesen. Bettina Lohmann hatte dies jedoch mitbekommen und war seitdem auf der Hut gewesen. Ihr Mann war leicht reizbar und neigte zu impulsiven Ausbrüchen, die in der Vergangenheit schon mehrmals zu Gewalttätigkeiten ihr gegenüber eskaliert waren. Deshalb sprach sie ihn auch nicht darauf an und löschte stattdessen mehrmals täglich ihren Rufnummernspeicher und die eingegangenen Kurzmitteilungen. Bis zu jenem Tag, an dem ihr Mann die SMS ihres Liebhabers las und einen teuflischen Plan schmiedete.

Der »Andere« war vor acht Monaten in Bettinas Leben getreten. Von ihm fühlte sie sich verstanden, »wertgeschätzt«, wie sie es einer Freundin gegenüber ausdrückte. Ihre Ehe mit Walter Lohmann war schon lange am Ende, aber der 32-Jährigen fehlte der Mut, ihren fast dreißig Jahre älteren Ehemann zu verlassen, nicht zuletzt wegen der beiden gemeinsamen Kinder im Alter von drei und vier Jahren.

Als Walter Lohmann auf dem Handy seiner Frau die SMS mit dem Text »Es war schön mit Dir, ich vermisse Dich, Claus« las, stellte er sie nicht zur Rede, sondern tat so, als sei nichts geschehen.

Acht Tage später bat er seine Frau abends, ihm am nächsten Tag in seiner Gartenlaube in einer Berliner Laubenkolonie dabei zu helfen, das Haus winterfest zu machen. Was sie nicht wusste: In der Woche nach der besagten SMS hatte er in ebendieser Gartenlaube viel Zeit mit seinen »Vorbereitungen« für ihr bevorstehendes Treffen zugebracht.

Walter Lohmann hatte sämtliche Fenster der Laube mit schwarzer Klebefolie blickdicht gemacht. Er hatte die Wände von innen mit dicken Styroporplatten verkleidet und die Fenster- und den Türrahmen mit Tesa Moll beklebt. Dies alles diente allerdings nicht der Wärmedämmung, sondern zur Schallisolierung – niemand außerhalb der Laube sollte die Schreie seiner Frau hören.

Die Gartenlaube verfügte neben einem normal großen Zimmer mit Kochnische über eine geräumige Kammer, in der ein schlichtes Holzbett stand. Oberhalb des Kopfendes hatte Lohmann eine drei Zentimeter dicke und ein Meter zwanzig lange Eisenstange mit Hilfe von Metallwinkeln fest in der Wand verankert. An der Eisenstange hatte er mit schweren Eisenketten Handschellen befestigt.

Als Bettina Lohmann am nächsten Morgen die gemeinsamen Kinder kurz vor neun in der Kindertagesstätte abgegeben hatte, fuhr sie wie verabredet in die Laubenkolonie.

Der erste Faustschlag traf sie völlig unvermittelt in die Mitte der Stirn, als sie ohne Argwohn die Laube betrat. Ihre Knie gaben nach, und sie stolperte rückwärts. Während sie noch taumelte, traf sie ein zweiter Schlag so heftig in den Bauch, dass sie vermutlich nicht einmal mehr schreien konnte und ohnmächtig zu Boden ging.

Als Bettina Lohmann zu sich kam, lag sie rücklings auf dem Bett der Laube. Ihre Handgelenke waren oberhalb ihres Kopfes mit Handschellen gefesselt. Ihre Fußgelenke waren mit derbem Packband zusammengeschnürt, dessen Enden wiederum mehrfach um das Fußende des Bettes geschlungen waren. Schreien konnte sie nicht, denn ihre untere Gesichtspartie war mit breitem Gewebeband umwickelt. Alles, was sie tun konnte, war, vor Angst die Augen weit aufzureißen und in das von Hass verzerrte Gesicht ihres Mannes über sich zu blicken …

Gut sieben Stunden später raste ein Pritschenwagen ungebremst in einen knapp zwei Kilometer von der Laubenkolonie entfernten Blumenverkaufsstand. Am Steuer saß Walter Lohmann. Als der Pritschenwagen mit einem berstenden Krachen in den Verkaufsstand regelrecht einschlug, befand sich in dem kleinen Geschäft nur Edda Winter, die geschiedene Exfrau von Walter Lohmann. Edda Winter hatte sich zehn Jahre zuvor von Walter Lohmann getrennt. Fast zwölf Jahre waren sie liiert gewesen, davon neun Jahre verheiratet. Nach der Scheidung nahm die 43-Jährige ihren Mädchennamen an, wie sie auch alles andere aus ihrem Leben zu verbannen versuchte, was sie zuvor mit Lohmann verbunden hatte. Genauso lange, wie sie verheiratet waren, hatte sie auch seine Gewaltexzesse ihr gegenüber ertragen müssen. Die hatten sie mehrfach fast das Leben gekostet, ehe sie schließlich den Mut und die Kraft fand, sich von ihm zu trennen.

Zum Zeitpunkt der Kollision mit dem Blumenverkaufsstand hatte Walter Lohmann bereits über eine Stunde auf den geeigneten Moment gewartet. Er saß am Steuer des Pritschenwagens, den er am Nachmittag zuvor bei einem Autoverleiher angemietet hatte. Dann war er zu einem Baumarkt gefahren, hatte 150 Kilogramm Kies gekauft, die er auf insgesamt fünf Säcke verteilte und auf die Ladefläche des Kleinlasters lud. »Um dem Wagen mehr an Gewicht zu geben«, wie er später bei der Vernehmung gegenüber den Mordermittlern sagte.

Immer wieder fuhr er von der knapp einhundert Meter entfernten Straßenecke, von wo aus er seine Exfrau in ihrem Blumenverkaufsstand beobachtete, auf das anvisierte Ziel zu, bremste aber jedes Mal nach wenigen Metern wieder ab, da Fußgänger oder Radfahrer seinen Weg zu kreuzen drohten. Walter Lohmann hatte nicht vor, »Unschuldige« in seine »Angelegenheiten« hineinzuziehen, wie er später bei der Polizei zu Protokoll gab.

Der Verkaufsstand war ein hölzerner Anbau an der Seitenwand eines Mehrfamilienhauses. Durch die Kollision wurde die gesamte Holzkonstruktion an die Hauswand gedrückt, ehe der Pritschenwagen mit Walter Lohmann am Steuer zum Stehen kam. Edda Winter wurde zwischen dem Kleinlaster, den Trümmern des Verkaufsstandes und der Hauswand eingeklemmt. Ihre beiden Beine waren mehrfach gebrochen, sie erlitt innere Blutungen, aber sie überlebte, wenn auch schwerverletzt. Walter Lohmann trug im Gegensatz zu seiner Exfrau keinerlei Verletzungen davon. Der beim Zusammenstoß ausgelöste Airbag des Fahrzeugs hatte ihn davor bewahrt.

Die Einsatzkräfte der Feuerwehr und der Notarzt fanden bei ihrem Eintreffen ein einziges Trümmerfeld vor. Überall lagen Holzsplitter, zerborstene Blumentöpfe, Blumenerde und Hunderte von Blumen. Vor dem Hintergrund dessen, was sich hier abgespielt hatte, lag ein grausamer Spott darin, dass der Pritschenwagen bei seinem Aufprall regelrecht mit Blumen dekoriert worden war – sie steckten hinter der Stoßstange, hinter den Scheibenwischern und im Kühlergrill.

Was für die Helfer zunächst nach einem Unfall aussah, war nichts anderes als der Schauplatz eines kaltblütigen Mordversuchs. Bereitwillig berichtete Walter Lohmann noch vor Ort, was er beabsichtigt hatte – nämlich seine Exfrau zu töten, um sie »büßen« zu lassen. Und er erzählte den Rettungskräften auch, dass er seine Ehefrau umgebracht habe und wo ihre Leiche in der nur wenige Autominuten entfernten Laubenkolonie zu finden sei.

Sofort fuhren ein Streifenwagen und ein Notarztwagen zu der Gartenlaube, doch fanden die Beamten dort keine Tote. Bettina Lohmann hatte das mehrstündige Martyrium überlebt. Trotzdem ließ das Bild, das sich ihnen in der Laube bot, auch den routinierten Einsatzkräften das Blut in den Adern gefrieren:

Bettina Lohmann lag regungslos auf dem Holzbett, ihr Körper hing schlaff an den über ihrem Kopf mit den Handschellen fixierten Armen. Ihre Arme waren unnatürlich verdreht, Gesicht und Oberkörper blutüberströmt. Unter der hochgerutschten Bluse zeigte sich die Bauchhaut von fliederfarbenen, fast schwarzen Hämatomen übersät. Das Entsetzlichste aber war der ganz und gar leere Blick, mit dem die reglose Frau an die Decke der Laube zu starren schien. Dort, wo sich einmal ihre Augen befunden hatten, waren nur noch zwei dunkle Höhlen – Walter Lohmann hatte ihr die Augen mit einem Küchenmesser herausgeschnitten. Als die Ersthelfer das Klebeband vor ihrem Mund entfernt hatten und sie behutsam ansprachen, entfuhr Bettina Lohmann ein langgezogener, schriller Schrei, der noch aus einigen Hundert Metern Entfernung zu hören war. Und Bettina Lohmann hörte nicht auf zu schreien. Sie schrie unentwegt, während sie von ihren Handfesseln befreit wurde. Sie schrie immer noch, als sie im Krankenwagen abtransportiert wurde, und sie schrie auch noch weiter, als sie bereits im Krankenhaus war. Die aufs Schwerste traumatisierte, blinde Frau wähnte sich offenbar immer noch in der Gartenlaube und in der Gewalt ihres Peinigers – von dem sie dachte, er sei zu ihr zurückgekehrt, um seine Misshandlungen an ihr fortzusetzen.

Walter Lohmann wurde noch am Ort der absichtlichen Kollision wegen zweifach versuchten Mordes in Untersuchungshaft genommen.

Vier Tage nach seiner Festnahme entdeckte ihn ein Vollzugsbeamter neben der Zellenpritsche in einer Blutlache liegend. Er hatte sich die Kehle durchgeschnitten. Unmittelbar neben der Leiche lag die Tatwaffe: ein blutverschmiertes Besteckmesser, wie es mit dem Essensbesteck zur Grundausstattung jedes Gefangenen gehört, der nicht als suizidgefährdet eingestuft ist. Laut ärztlicher Eingangsuntersuchung in der Haftanstalt hatte es am Tage seiner Inhaftierung keine Hinweise auf eine Suizidgefährdung gegeben. Damit zeigte dieser Fall einmal mehr, dass eine solche ärztliche Einschätzung immer nur eine Momentaufnahme sein kann und die menschliche Psyche zu komplex ist, um verlässliche Vorhersagen treffen zu können.

Walter Lohmanns Zellennachbar gab zu Protokoll, er habe am Abend und in der Nacht vor Lohmanns Tod unaufhörlich ein »Geräusch wie ein Vogelgezwitscher« vernommen, das er sich nicht habe erklären können. Nachdem die Ermittler das Brotmesser neben dem Toten und seine Zelle genauer untersucht hatten, konnten sie die Herkunft des Geräuschs sehr schnell erklären: Walter Lohmann hatte die Klinge des normalerweise sehr stumpfen, im Bereich der Klingenspitze vorne abgerundeten Besteckmessers über viele Stunden an der Eisenvergitterung seines Zellenfensters geschärft. Das »Vogelgezwitscher« war in Wirklichkeit das Schleifgeräusch gewesen.

Obwohl alles dafür sprach, dass Walter Lohmann sich eigenhändig das Leben genommen hatte, und es keinerlei Hinweise auf einen anderen Tathergang gab, wurde seine Leiche zur Obduktion in unser Institut gebracht. Bei Haftinsassen wird grundsätzlich die Leichenöffnung veranlasst, weil sich eine Straftat nicht gänzlich ausschließen lässt.

Bei der Obduktion fanden wir mehrere tiefe Schnittverletzungen am Hals des Toten, die den Blick auf die durchtrennte rechtsseitige Halsschlagader und das Innere des Kehlkopfes freigaben. Zusätzlich zeigten sich mehrere oberflächliche, parallel zueinander angeordnete Schnittverletzungen an der Innenseite beider Handgelenke, die allerdings keine Arterien, sondern nur die dort gelegenen oberflächlichen Hautvenen geöffnet hatten. Weitere Verletzungen (zum Beispiel Abwehrverletzungen an den Unterarmen, die auf ein Kampfgeschehen hingedeutet hätten) fanden wir nicht. Die Leichenflecken waren infolge des massiven Blutverlustes nur sehr spärlich vorhanden, die inneren Organe wie Lungen, Leber und Nieren waren ausgesprochen blass. Walter Lohmann war verblutet. Er hatte sich selbst gerichtet, nachdem er Unvorstellbares getan hatte.

Er war schon immer gewaltbereit gewesen und mehrfach wegen Körperverletzung vorbestraft. Zeit seines Lebens wollte er Macht und Kontrolle über »seine« Frauen ausüben. Es hatte wiederholt Polizeieinsätze wegen »häuslicher Gewalt« gegeben, damals noch in der mit Edda Winter bewohnten Wohnung, später in der gemeinsamen Wohnung mit Bettina Lohmann. Beide Frauen hatten in ständiger Angst vor dem nächsten, unkalkulierbaren Gewaltausbruch gelebt. Man könnte also sagen, seine Tat hat sich über Jahrzehnte hinweg angebahnt, zumindest kam sie vor diesem Hintergrund nicht aus heiterem Himmel.

Das Unfassbare, das Walter Lohmann seiner Ehefrau antat – ihr die Augen auszustechen –, ist im Kern ein bekanntes Täterverhalten, für das es in der Kriminalistik einen Namen gibt: »Depersonalisierung«. Der Name entstammt dem Begriffsrepertoire der operativen Fallanalyse, die sich mit immer wiederkehrenden Verhaltensmustern von Gewaltverbrechern beschäftigt. Zwar ist jedes Verbrechen ein Fall für sich, aber es gibt Gemeinsamkeiten in der Vorgehensweise, dem persönlichen Hintergrund und den Motiven auch bei ganz unterschiedlichen Tätern. Anders ausgedrückt: Gewaltverbrechen folgen trotz individueller Besonderheiten manchmal einem ähnlichen Muster. Fallanalytiker (englischsprachig: *Profiler*) lesen Spuren am Tatort auf solche Muster hin. Die »Depersonalisierung« ist ein sehr feindseliger, erniedrigender Akt gegenüber dem Opfer. Das aggressive, brutale Vorgehen des Täters führt dabei häufig zu extremen Verstümmelungen oder Gesichtsverletzungen, die sein Opfer regelrecht unkenntlich machen. Entsprechend einleuchtend ist die psychologische Erklärung: Der Täter will das Opfer seiner Identität berauben, es quasi anonymisieren. Nicht zwangsläufig bedeuten solche Handlungen eine länger bestehende Täter-Opfer-Beziehung. Im Gegensatz zu einem anderen Tatmuster – dem *Undoing*. Was damit gemeint ist, zeigt der Fall Mohnke:

Um zwei Uhr nachts ging bei der Notrufzentrale der Polizei der Anruf einer Frau ein. Aufgelöst erzählte Evelyn

Mohnke, dass ihr getrennt lebender Ehemann soeben am Telefon angekündigt habe, erst ihren gemeinsamen Sohn Jonas zu töten und dann sich selbst das Leben zu nehmen. Keine zehn Minuten später hielt ein Streifenwagen vor dem ehemals gemeinsamen Wohnhaus der Familie, in dem sich nach Angaben von Evelyn Mohnke ihr Mann und Sohn aufhielten.

Nachdem auf Klingeln und Klopfen niemand reagierte, verschafften sich die beiden Polizisten gewaltsam Zutritt in das Haus von Jörg Mohnke. Und fanden sich in einer gespenstischen Szenerie wieder:

Von der Eingangstür an standen Hunderte von brennenden Teelichtern auf dem Boden, nicht im Raum verteilt, sondern in zwei Reihen – sie säumten einen Weg. An den Wänden daneben hingen auf einem Computer erstellte DIN-A4-Plakate. Darauf waren verschiedene Fotos einer lachenden Evelyn Mohnke zu sehen, mal alleine mit Jonas, mal gemeinsam mit Jonas und seinem Vater. Über den Fotos waren jeweils in großen Lettern kurze, immer wieder ähnliche Sätze gedruckt: *Du hast alles kaputtgemacht!*, *Alles kaputt!*, *Du hast alles weggeworfen*, *Das hast Du zerstört!* …

Im Schlafzimmer lag Jonas. Beinahe hätte man denken können, er würde schlafen. Bekleidet mit einem Pyjama lag er rücklings auf dem großen Doppelbett, den Kopf leicht zur Seite geneigt, die Arme neben dem Körper leicht angewinkelt. Auf dem Bett, rechts und links neben seinem Kopf, standen zwei brennende Kerzen – seine

Taufkerze und die Hochzeitskerze seiner Eltern. Neben dem Körper des toten Jungen lagen – sauber zu beiden Seiten aufgereiht und symmetrisch zueinander arrangiert – sechs Hochzeitsfotos seiner Eltern, ein großformatigeres lehnte am Kopfende des Bettes. Am Fußende, ein wenig unterhalb von Jonas´ Füßen, lag ein von ihm selbstgemaltes Bild. Es zeigte eine fröhliche dreiköpfige Familie neben einem Haus mit Baum unter einer lachenden Sonne. Darunter hatte er geschrieben: *Hallo Mami, ein letzter Gruß vor dem langen Schlaf! Ich liebe Dich! Dein Jonas*.

Die Anordnung der Kerzen und zahlreichen Fotografien neben dem Kopf und Körper des toten Kindes und das großformatige Hochzeitsfoto der Eltern am Kopfende des Bettes erweckten die Assoziation, dass der Täter Jonas regelrecht aufgebahrt hatte.

Aber warum und wozu? Was ging in ihm währenddessen vor?

Die operative Fallanalyse sieht solches Täterverhalten als »emotionale Wiedergutmachung« – daher der Name *Undoing* (vom Englischen »to undo«: ungeschehen oder rückgängig machen). Die Theorie dahinter: Der Täter bereut seine Tat und möchte sie symbolisch zurücknehmen. Dies versucht er zu erreichen, indem er sein Opfer beispielsweise zudeckt oder wie in diesem Fall in eine schlafähnliche Position bringt. Auch Hände falten, Blut abwischen und Wunden verdecken oder verbinden sind typische »Wiedergutmachungsaktionen«.

Stellen wir an einem Leichenfundort entsprechende Hinweise auf *Undoing* fest, können wir davon ausgehen, dass der Täter eine persönliche, meist sehr tiefe emotionale Beziehung zu seinem Opfer hatte.

Das *Undoing* war jedoch nur ein Teil der Inszenierung. Mit dem anderen Teil – den Teelichtern, den Plakaten und dem Anruf – wollte er gezielt seine Frau treffen, die ihn verlassen hatte.

Die 32-jährige Evelyn Mohnke hatte sich zehn Monate zuvor von ihrem Mann getrennt und war mit Jonas zu ihrem vierzehn Jahre älteren Freund gezogen, zu dem sie schon seit fast zwei Jahren eine heimliche Beziehung gepflegt hatte. Die Trennung wegen eines anderen Mannes hatte Jörg Mohnke damals tief gekränkt, zudem belastete es ihn sehr, nicht mehr jeden Tag mit seinem Sohn zusammen sein zu können. Sein psychischer Zustand verschlechterte sich so vehement, dass er mehrere Monate krankgeschrieben wurde. Nach einem mehrwöchigen stationären Aufenthalt in einer psychiatrischen Klinik schien er allerdings wieder so weit stabilisiert, dass er Jonas an den Wochenenden bei sich haben durfte – zunächst stundenweise, dann auch über Nacht. Jörg Mohnke wohnte immer noch im ehemals gemeinsamen Haus, das allerdings verkauft werden sollte.

Offenbar war er jedoch keineswegs psychisch stabilisiert, geschweige denn über die Trennung hinweggekommen.

Warum hatte er sich die Mühe gemacht, den Weg zu seinem toten Sohn in dieser Weise zu flankieren?

Die Antwort ist so einfach wie gruselig: Mit dem Anruf bei seiner Frau wollte er bewirken, dass sie sich sofort auf den Weg zu ihm macht, in der Hoffnung, Jonas würde noch leben, und mit der Absicht, ihn von seinem Vorhaben abzubringen. Hätte Evelyn Mohnke sich so verhalten, wäre sie als Erste in ihrem ehemaligen Familiendomizil eingetroffen. Sie war diejenige, der seine Tat wie auch die Nachtat-Inszenierung galt. Ihr Blick wäre wie der Blick der Polizisten auf die leuchtenden Teelichter gefallen und auf den Weg dazwischen. Diesem Weg wäre sie in ihrer unsagbaren Angst um ihren Sohn gefolgt, vorbei an den Hunderten von DIN-A4-Plakaten an den Wänden, die ihr zusammen mit Erinnerungsfotos an gemeinsame Zeiten in vorwurfsvollen Sätzen (*Du hast alles kaputtgemacht!*) die Schuld dafür zuwiesen, dass es so weit gekommen war. Nur um am Ende festzustellen, dass sie zu spät gekommen und Jonas längst tot war.

Jörg Mohnke wollte seiner von ihm getrennt lebenden Ehefrau mit grausamer Nachdrücklichkeit vor Augen führen, dass sie die Schuldige war und der Tod ihres gemeinsamen Sohnes die gerechte Strafe dafür, dass sie die Familie auseinandergerissen hatte.

Die Beamten fanden Jörg Mohnke im Keller des Hauses. Er hatte sich an einem Deckenbalken erhängt. Zu seinen Füßen lag ein handschriftlicher Abschiedsbrief, in dem er die für sich unerträgliche Situation schilderte. Er habe Jonas erklärt: »Ich muss gehen, weil deine Mama es so will.« Jonas habe ihn gebeten zu bleiben oder ihn doch wenigstens mitzunehmen. Daraufhin habe er seinen Sohn gegen Mitternacht erwürgt.

Unsere Obduktion bestätigte diese Angaben. Die wahrscheinliche Todeszeit von Jonas war gegen Mitternacht; sein Vater starb etwa zwei Stunden später.

Jörg Mohnke hat nicht nur sich selbst das Leben genommen, sondern zuvor einen anderen Menschen getötet – seinen eigenen Sohn. Walter Lohmann hat versucht, seine Ehefrau und seine Exfrau zu töten, bevor er sich in seiner Zelle das Leben nahm. In beiden Fällen handelte es sich damit um einen »erweiterten Suizid«.

Von einem erweiterten Suizid spricht man, wenn eine Person, die den Entschluss gefasst hat, sich das Leben zu nehmen, unmittelbar zuvor eine oder mehrere andere, ihr nahestehende Menschen (meist die eigenen Kinder und/oder Ehe- bzw. Lebenspartner) tötet.

Der erweiterte Suizid wird auch als »Mitnahmesuizid« bezeichnet. Im angloamerikanischen Sprachraum spricht der Rechtsmediziner von *murder-suicide*, was dem Geschehen sicherlich näher kommt, da die bei einem solchen Suizid getöteten Personen nicht freiwillig aus dem Leben scheiden, sondern gegen ihren Willen Opfer eines Tötungsdelikts werden. Derjenige, der sich zum Suizid entschlossen hat, begeht ein Tötungsdelikt, ehe er sich selbst das Leben nimmt oder es zumindest versucht.

Der Begriff »erweiterter Suizid« wird übrigens nur dann gebraucht, wenn sich die Person, die den Entschluss zum Suizid gefasst hat, letztlich (nach Tötung eines oder mehrerer anderer Menschen) auch tatsächlich das Leben nimmt. Überlebt er oder sie den Suizidversuch (weil die gewählte Methode misslingt oder die Entschlossenheit plötzlich nicht ausreicht), handelt es sich juristisch um ein Tötungsdelikt, und der Betreffende sieht, je nach Motivlage und Tatumständen im Einzelfall, einer Anklage wegen Mordes oder Totschlags entgegen. Hätte sich Walter Lohmann nicht in der Untersuchungshaft das Leben genommen, hätte die Staatsanwaltschaft Anklage wegen zweifachen versuchten Mordes erhoben.

Die Archive unseres rechtsmedizinischen Instituts sind voll von solchen Tragödien durch erweiterte Suizide. In einigen wenigen Fällen ist der Beweggrund wie bei »normalen« Suiziden die nackte Verzweiflung: Man sieht die Existenz von sich und von nahestehenden Menschen bedroht und weiß keinen anderen Ausweg.

So erstickte die 22-jährige Maren Morgenroth ihre kaum ein Jahr alten Zwillinge, indem sie ihnen ein Handtuch vor Mund- und Nasenöffnungen drückte. Danach stürzte sie sich aus ihrer Wohnung im vierten Stock, was sie jedoch schwer verletzt überlebte. Ihr Motiv waren finanzielle Sorgen. Ein fehlerhafter Bescheid der Agentur für Arbeit hatte der alleinerziehenden, arbeitslosen Mutter die ersatzlose Streichung des Arbeitslosengeldes II

(»Hartz IV«) angekündigt. Zwei Tage nachdem sie ihre Kinder getötet hatte, wurde der Bescheid von der Behörde zurückgenommen. Das sollte Maren Morgenroth jedoch nicht mehr erfahren. Zwar überlebte sie ihren Sturz noch fast vier Monate, ehe sie auf der Intensivstation eines Berliner Krankenhauses an einer Lungenentzündung starb, allerdings ohne je das Bewusstsein wiedererlangt zu haben.

Fälle wie diese sind allerdings die Ausnahme.

Und zwar in doppelter Hinsicht:

Zum einen werden erweiterte Suizide überwiegend von Männern begangen. Und im Gegensatz zu Maren Morgenroth, die ihre Zwillinge erstickte, weil sie aufgrund eines behördlichen Irrtums für ihre kleine Familie keine Perspektive mehr sah, begehen Männer erweiterte Suizide nicht einzig und allein aus dem Grund, dass sie keinen anderen Ausweg mehr wissen – sie wollen in der Regel derjenigen Person schaden, die sie für ihre Situation verantwortlich machen.

Jörg Mohnke brachte seinen achtjährigen Sohn Jonas offenbar in dem festen Glauben um, ihm damit einen Gefallen zu tun. Die Tötung seiner Exfrau zog er offensichtlich nicht einmal in Betracht. Die Inszenierung am Tatort erlaubt diesbezüglich nur eine Interpretation: Sein Hass auf sie war so groß, dass er sie am Leben ließ, damit sie mit dem Verlust ihres Sohnes weiterleben musste und mit der »Schuld«, die er ihr am Zerbrechen der Familie gab.

Wer auch immer Opfer eines erweiterten Suizids wird, der Täter reagiert in nahezu allen Fällen auf eine tiefempfundene Kränkung. Und fast immer ist es eine Trennung – oder eine Trennungsdrohung –, die dieses Gefühl bei ihm auslöst. Dabei geht es aus Sicht des Täters nicht um eine Sache, die sich durch Reden aus der Welt schaffen ließe. Er fühlt sich als Person abgewiesen. Und so wird eine Trennung zu einer tödlichen Kränkung.

Explosive Leidenschaft

Die Straße vor dem etwas heruntergekommenen vierstöckigen Gebäude aus den Siebzigerjahren war weiträumig abgesperrt. Mehrere Streifenwagen mit eingeschaltetem Blaulicht blockierten die Fahrbahn auf beiden Enden der etwa achtzig Meter langen Straßensperrung, zusätzlich war rotweißes Flatterband gespannt worden, hinter dem sich trotz der morgendlichen Uhrzeit an diesem Sonntag bereits einige Dutzend Schaulustige versammelt hatten. Vor dem Haus stand ein Löschzug der Feuerwehr, zahlreiche Feuerwehrmänner liefen geschäftig umher. Hinter der Absperrung entdeckte ich Hauptkommissar Gerd Brehme von der Mordkommission und winkte ihm kurz zu. Wir kannten uns von zahlreichen Tatorten, daher gab er einem Schutzpolizisten vor der Absperrung ein Zeichen, mich durchzulassen. Als ich vor dem Gebäude stand, sah ich das ganze Ausmaß der Zerstörung. Die Fensterrahmen der gesamten oberen Etage waren aus der Hauswand herausgerissen und hingen teilweise noch bedrohlich weit zur Straße heraus, so dass ich unwillkürlich ein paar Schritte zurückwich. Wo noch vor wenigen Stunden Fensterscheiben gewesen waren, klafften jetzt vier große schwarze Löcher. Sowohl die Straße als auch beide Gehwege waren übersät mit Glasscherben, Holzsplittern, Mauerbrocken und anderen, teils undefinierbaren Trümmerteilen unterschiedlichster Größe.

Diese Szenerie erinnerte mich an einen Bericht in der *Tagesschau* über einen Selbstmordattentäter in Israel einige Tage zuvor. Wieder einmal hatte sich ein Mann in Jerusalem mit einem Sprengstoffgürtel in die Luft gejagt und in der geschäftigen Fußgängerzone mehrere tote Passanten und eine Spur der Verwüstung hinterlassen.

Nur waren hier immerhin keine Passanten zu Schaden gekommen, weil sich wegen der frühen Stunde niemand zufällig auf der Straße aufgehalten hatte. Die umherfliegenden Teile hatten nur zahlreiche in den Parkbuchten abgestellte Fahrzeuge beschädigt.

Wenn wir Rechtsmediziner an einen Leichenfundort gerufen werden, was in Berlin etwa sechzig- bis siebzigmal im Jahr vorkommt, geht es um verschiedene Fragestellungen. Zum Beispiel sollen wir beurteilen, ob Verletzungen bei einem Toten von einer Stich-, Schuss- oder Schlageinwirkung herrühren – damit die Ermittler wissen, nach was für einer Tatwaffe gesucht wird.

Neben einer möglichst genauen Eingrenzung der Todeszeit verspricht sich die Polizei von einem Rechtsmediziner vor Ort eine sichere Einschätzung, ob es sich überhaupt um ein Gewaltverbrechen handelt. Diese Fragen müssen möglichst rasch von uns beantwortet werden, denn wenn zum Beispiel die Tatwaffe zügig ermittelt und gegebenenfalls auch gefunden wird, führt dies die Ermittler in vielen Fällen zu einem Tatverdächtigen. Die rechtsmedizinische Einschätzung der möglichen Todeszeit (und damit häufig auch der Tatzeit) hilft den Kreis möglicher Täter einzugrenzen und Alibis zu überprüfen. Und je eher den zuständigen Polizeiermittlern diese Daten vorliegen, umso effektiver können sie ihre Arbeit machen. Deshalb hat jedes rechtsmedizinische Institut in Deutschland einen 24-stündigen Bereitschaftsdienst eingerichtet. Der Spruch »Eure *Patienten* können warten, die haben es ja nicht mehr eilig«, den wir uns immer mal wieder anhören müssen, trifft also keinesfalls zu.

Als an diesem Sonntagmorgen um Viertel nach vier mein Handy geklingelt hatte, hatte ich noch tief und fest geschlafen. Am anderen Ende der Leitung meldete sich ein Beamter des Kriminaldauerdienstes, der sich angesichts der frühen Stunde deutlich wacher anhörte, als ich mich fühlte. Noch etwas schlaftrunken hörte ich mir den Grund seines Anrufes an: Gegen 2:50 Uhr hatte es in einer der oberen Etagen eines Bordells eine Explosion gegeben. Bei der Evakuierung des Gebäudes, das mitten in einem Wohngebiet nahe dem Stadtzentrum lag, hatten die Einsatzkräfte einen Toten in den Trümmern entdeckt. Die Mordkommission sei bereits auf dem Weg. Was die Ursache der Explosion gewesen sei, könne man noch nicht sagen. Da zum jetzigen Zeitpunkt auch völlig unklar sei, ob man es mit einem Verbrechen oder mit einem wie auch immer gearteten Unfall zu tun habe, und deshalb zunächst in alle Richtungen ermittelt werden müsse, benötige man zur Einschätzung der Situation auch einen Rechtsmediziner vor Ort.

Also hatte ich mich leise, um nicht auch noch den Rest meiner Familie zu wecken, angezogen und mich wenig später auf den Weg gemacht.

Hauptkommissar Gerd Brehme war erst kurz vor mir eingetroffen und wusste so wenig wie ich, was uns in dem Gebäude erwarten würde. Es sei aber bekannt, dass dort in mehreren Wohnungen Prostituierte legal ihrem Gewerbe nachgingen. Jetzt sei das Gebäude geräumt, seine Kollegen würden bereits auf der Dienststelle die ersten Zeugen vernehmen, auch die Kollegen der Spurensicherung müssten jeden Moment eintreffen.

Als wir zu zweit auf das Haus zugingen, kamen uns aus der Haustür zwei Feuerwehrmänner entgegen, die ihre Atemschutzmasken in der Hand hielten. Einer von ihnen, der Einsatzleiter, teilte uns mit, dass keine Explosionsgefahr mehr bestünde und auch keine Einsturzgefahr des Hauses, so dass wir das Gebäude betreten könnten. Eine Gasexplosion schloss er aus, seiner Einschätzung nach war die Explosion durch Sprengstoff ausgelöst worden. Zu einem Brand sei es in der betreffenden Wohnung im vierten Obergeschoss nicht gekommen, dort würde aber ein Toter liegen oder besser das, was noch von ihm übrig sei.

Als wir im vierten Stock ankamen, mittlerweile in weiße Overalls der Spurensicherung gekleidet und verstärkt von zwei Beamten der Kriminaltechnik und einem Polizeifotografen, stellte der Kommissar als Erstes fest, dass die betreffende Wohnungstür keinerlei Beschädigung aufwies, die für ein gewaltsames Eindringen gesprochen hätte. Die Tür war auch sonst unversehrt, doch bereits kurz hinter der Türschwelle bot sich uns ein Bild der Zerstörung. Die Einzimmerwohnung hatte einen etwa drei Meter langen Flur, von dem es in ein zirka dreißig Quadratmeter großes Zimmer abging. Im Wohnungsflur selbst lagen zahlreiche Trümmerteile, neben Teilen der Zimmertür und des Türrahmens vor allem unzählige Bruchstücke von Mobiliar und sonstigen Einrichtungsgegenständen. Holz- und Metallsplitter hatten sich wie Geschosse in die Korridorwand gebohrt. In dem Sicherungskasten war einer der Schalter nach unten gekippt, ein Zeichen, dass es irgendwo einen Kurzschluss gegeben haben musste.

Als wir das zur Straßenfront gelegene Zimmer betraten, in dem sich die Detonation ereignet hatte, bemerkten wir den starken Schwarzpulvergeruch, wie ihn jeder kennt, der an Silvester schon mal seine Nase in die vom Feuerwerk vernebelte Nacht gehalten oder an einer Schießanlage ein paar Schüsse auf die Zielscheibe abgefeuert hat.

Mitten in all der Verwüstung lag rechts neben der Tür der Tote. Der Mann lag lang ausgestreckt auf seiner linken Körperseite vor einem zerstörten Sofa. Schon auf den ersten Blick fielen seine schweren Verletzungen auf, obwohl der Körper teilweise von zerstörtem Mobiliar, Mauerresten und Putz bedeckt war. Die Mauerreste stammten aus einem etwa achtzig Zentimeter breiten Loch in der Zimmerdecke, Ergebnis der wuchtigen Explosion, die hier stattgefunden hatte. Seine Oberbekleidung, eine schwarze Lederjacke und ein schwarzer Wollpullover, waren im Rückenbereich großflächig zerrissen. Darunter klaffte im Schulterbereich eine riesige Wunde. Haut und Fleisch waren regelrecht sternförmig auseinanderplatzt. Kopf und Hals des Mannes hingen nur noch über einen mehrere Zentimeter breiten Hautlappen am Rumpf. Zusätzlich klaffte im Hinterkopf ein großes Loch im Schädel.

Halb unter dem Schutt vergraben lag neben dem Leichnam ein graues Elektrokabel. Eines der Kabelenden war ausgefranst, das andere war mit Hilfe von rotem Isolierband mit einem schwarzen Netzkabel verbunden. Dessen Stecker lag unweit einer Wandsteckdose. Auf der Tapete hinter dem ramponierten Sofa prangte ein riesiger Blutfleck, der weitgehend getrocknet war, in der Mitte jedoch noch feucht glänzte. Außerdem klebten an der Wand wie auf den Resten des zerfetzten Sofabezuges massenweise gelbliche und rötliche Gewebereste und Teile des Hirns. Die übrige Einrichtung des Zimmers war beträchtlich in Mitleidenschaft gezogen worden.

Die bizarre Szenerie wurde gerade effektvoll von den Strahlen der aufgehenden Sonne ausgeleuchtet, die durch die zerstörten Fensteröffnungen hereinschien, als das Handy von Gerd Brehme klingelte. Es war einer seiner Kollegen, die gerade dabei waren, die ersten Zeugen zu vernehmen. Eine Prostituierte, die zum Zeitpunkt der Explosion in einer der unteren Etagen ihrer Arbeit nachgegangen war, hatte möglicherweise einen Hinweis auf die Identität des Toten geben können. Eine Dreiviertelstunde bevor sie den ohrenbetäubenden Knall der Explosion gehört habe und verängstigt hinunter auf die Straße gerannt sei, habe »der Adolf« bei ihrer Kollegin Budsara Saengsom geklingelt, die in der nun zerstörten Wohnung ihre Liebesdienste angeboten hatte. Dieser Mann, dessen richtigen Namen die Zeugin nicht kannte, sei Stammfreier der Thailänderin und in den letzten Monaten »immer aufdringlicher« geworden, mittlerweile kreuze er fast täglich im Bordell auf. Den Spitznamen hätten sie und ihre Kolleginnen dem Mann, der auch noch aus Österreich stamme, wegen seines eigentümlichen gestutzten Oberlippenbärtchens verpasst. Der Beamte berichtete weiter, dass sie Budsara Saengsom bereits telefonisch erreicht hatten und gerade von einem Streifenwagen zur Vernehmung abholen ließen.

Nachdem Hauptkommissar Brehme aufgelegt hatte, bückte er sich zu dem Toten hinunter, griff in die Innentaschen der Lederjacke und förderte eine Brieftasche zutage, die einen auf den Namen Alois Hohensinner lautenden österreichischen Pass enthielt, ausgestellt erst vor wenigen Monaten. Ich selbst beugte mich so weit vor, dass ich den Kopf des Toten zu mir drehen konnte. Dabei lief aus beiden Nasenlöchern etwas Blut heraus, ansonsten war das Gesicht bis auf ein paar Hautschürfungen unverletzt geblieben. So fiel mein Blick gleich auf das von der Zeugin erwähnte »Hitlerbärtchen«. Ein Vergleich mit dem Passfoto ließ keinen Zweifel daran, dass es sich bei dem Explosionsopfer vor uns um den 43-jährigen Passinhaber, Alois Hohensinner, handelte.

Wann immer wir Rechtsmediziner nach einer Explosion herangezogen werden, sollen wir helfen, die zentrale Frage zu beantworten: War es ein Unfall, ein Suizid oder ein Mordanschlag? Schon bevor ich mit einer ersten Leichenschau beginne, spiele ich im Kopf fast automatisch verschiedene Szenarien durch – wie und warum hat sich etwas zugetragen? Da geht es mir so ähnlich wie einem Hausarzt oder Internisten, zu dem ein Patient mit »Bauchschmerzen« kommt und der im Geiste die verschiedenen Differentialdiagnosen durchgeht, die jeweils einzeln überprüft und dann ausgeschlossen oder verifiziert werden müssen.

Im überwiegenden Teil der Fälle lautet die Antwort: Unfall. Ursache sind meist Gasexplosionen nach unsachgemäßer Manipulation an Gasleitungen oder Gastanks oder Explosionen in entsprechend gefährdeten Industriezweigen der Munitions- oder Feuerwerksherstellung. Dass sich jemand das Leben nimmt, indem er sich in die Luft jagt, ist dagegen extrem selten. Allerdings waren wir vor zwölf Jahren mit einem solchen Fall betraut. Der Suizident hatte die Tür- und Fensterritzen seiner Wohnküche mit Knetmasse abgedichtet, an seinem Herd das Gas aufgedreht, ohne die Kochfelder zum Entflammen zu bringen, mehrere Kerzen angezündet und dann gewartet. In dem Moment, als die Gaskonzentration in der Raumluft die Entflammbarkeit erreichte, lösten die brennenden Kerzen die tödliche Gasexplosion aus.

Mindestens ebenso selten wie Sprengstoffsuizide (nicht zu verwechseln mit Selbstmordattentaten, von denen Deutschland bisher zum Glück verschont geblieben ist) sind Sprengstoffmorde. Vielleicht erinnern Sie sich noch an die fremdenfeindlich motivierte Briefbombenserie, die zwischen 1993 und 1996 nicht nur Österreich in Atem hielt und vier Menschen das Leben kostete. Ich selbst hatte erst einmal mit einem Mord mittels Sprengstoff zu tun. Vor einigen Jahren war ich als rechtsmedizinischer Gutachter in einen Fall involviert, in dem ein Mann durch eine Rohrbombe gestorben war, die in seinem Umkleideschrank in der Männerumkleide einer Getränkefabrik deponiert gewesen war. Wie sich herausstellte, hatte das Opfer ein Verhältnis mit der Ehefrau eines Arbeitskollegen gehabt, der, nachdem er davon erfuhr, die Bombe selbst konstruiert hatte. Und im Rahmen von langjährigen Rivalitäten um die Vorherrschaft im Rotlichtmilieu hatten vor vielen Jahren in Hamburg

Mitglieder einer Zuhälterbande unter dem aufgemotzten Sportwagen eines lästigen Konkurrenten »erfolgreich« eine Autobombe angebracht.

War der Tote hier im Bordell also vielleicht Opfer eines Sprengstoffattentats im Rotlichtmilieu geworden? Eine Gasexplosion hatten die Experten der Feuerwehr ja bereits ausgeschlossen, trotzdem konnte es natürlich ein Unfall gewesen sein. Beispielsweise war nicht auszuschließen, dass jemand im vierten Stock des Bordells Sprengstoff deponiert oder versteckt hatte, mit welcher Absicht auch immer. Überhaupt müssen die Ermittler in solchen Fällen auch unwahrscheinlich anmutende Konstellationen in Betracht ziehen. Angesichts der vielbeschworenen weltweiten Terrorgefahr ist beispielsweise eine versehentliche Sprengstoffzündung in Vorbereitung eines Attentats nicht auszuschließen. Trotz mörderischer Absicht würde es sich dabei definitionsgemäß um einen Unfall handeln.

Verschiedenste Szenarien waren noch denkbar, als wir vier Stunden nach meinem Besuch am Explosionsort mit der Obduktion des Toten begannen. Bei der Obduktion von Schuss- und Explosionsopfern gehört eine Röntgenuntersuchung zum standardmäßigen Vorgehen, damit wir bereits vor der Leichenöffnung eine klare Vorstellung von den Verletzungen haben und wissen, ob und wo tief im Körper Projektile oder Metallsplitter stecken. Die Röntgenbilder von Alois Hohensinner zeigten zahlreiche Frakturen im Schulter- und Nackenbereich – was angesichts des fast vollständig abgetrennten Kopfes keine Überraschung war –, aber keine Splitter oder andere Fremdkörper. Die Durchtrennung von Halswirbelsäule und oberer Brustwirbelsäule und damit auch des Rückenmarks und sämtlicher Halsgefäße hatte zum sofortigen Tod geführt. Auch Brustschlagader und Luftröhre waren nahe dem Herz gekappt, zudem waren beide Lungenflügel an mehreren Stellen eingerissen. Das reichlich geflossene Blut hatte beide Brusthöhlen fast bis zur Hälfte aufgefüllt. Die bis zu vier Zentimeter langen Haare waren um das gewaltige Loch im Schädel herum durch die Hitze der Explosion auf wenige Millimeter Länge versengt worden. Vom Gehirn waren nur noch blutige Reste in der Schädelhöhle geblieben, die Explosion hatte die Schädelbasis zertrümmert und beide Trommelfelle komplett zerfetzt.

Aufgrund dieses Verletzungsbildes musste der Sprengkörper, über dessen Bauart und Herkunft uns die Kriminaltechniker später Genaueres würden sagen können, in unmittelbarer Nähe seiner Schulter- und Nackenregion detoniert sein. Aber auch die meisten anderen Organe waren in Mitleidenschaft gezogen worden: Leber und Milz waren völlig ausgeblutet und mehrfach zerrissen, Dünn- und Dickdarm hatten sich aus ihrer Verankerung in der Bauchhöhle gelöst.

Unterhalb der weit klaffenden Wunde im Schulterbereich bedeckte eine dünne schwarze, ölige Schicht die noch intakten Bereiche der Rückenhaut – sehr wahrscheinlich Rückstände des verwendeten Sprengstoffes. Mit mehreren Wattetupfern rieb ich etwas von der öligen Schicht ab, damit später im Labor die chemische Zusammensetzung analysiert werden konnte, um Hinweise auf die Art und gegebenenfalls Herkunft des Sprengstoffes zu erhalten. Auch von den Fingern und Handinnenflächen des Toten nahm ich solche Abstriche. Obwohl sich hier mit dem bloßen Auge nichts erkennen ließ, würden sich im Labor Sprengstoffspuren nachweisen lassen, falls Alois Hohensinner selbst damit hantiert hatte.

An den Wundrändern fand ich in dem aufgerissenen Unterhautfettgewebe und der darunter gelegenen Muskulatur kleine eingesprengte Kupferkabelreste und winzige blaue Plastikstückchen. Diese ließ ich ebenfalls von meinem Sektionsassistenten asservieren, da es sich hierbei möglicherweise um Bestandteile der Zündvorrichtung handelte. Falls ja, könnten sie den Kriminaltechnikern Hinweise auf Art und Herkunft des verwendeten Zünders geben.

Einen wichtigen Hinweis auf das Geschehen fanden wir im Herz von Alois Hohensinner: Dort entdeckten wir flächenhafte Unterblutungen der Herzinnenhaut. Die zeigen sich auch nach anderen schwersten Traumatisierungen des menschlichen Körpers, etwa wenn jemand aus großer Höhe gestürzt ist oder von einem Lkw überrollt wurde. Unbedingte Voraussetzung dafür ist allerdings, dass Herz- und Kreislauf des Betreffenden zum Zeitpunkt der Gewalteinwirkung noch funktionierten. Entsprechend sind solche »Verblutungsblutungen« stets ein eindeutiger Beleg, dass das Opfer zum Zeitpunkt der massiven Gewalteinwirkung gelebt hat.

Damit war in unserem aktuellen Fall zum Beispiel ausgeschlossen, dass jemand Alois Hohensinner erst getötet und danach zur Spurenbeseitigung die Explosion ausgelöst hatte. Gleichzeitig gingen die Ermittler fest davon aus, dass der Österreicher zum Zeitpunkt der Explosion allein in der Wohnung in der vierten Etage des Bordells gewesen war, denn jede weitere anwesende Person wäre ebenfalls entweder getötet oder zumindest schwer verletzt worden. Zudem gab es im Flur keine Blutspuren, die darauf hingewiesen hätten, dass sich ein Schwerverletzter aus der Wohnung entfernt hatte.

Als wir die Obduktion beendet hatten, war auch die Vernehmung der Prostituierten Budsara Saengsom abgeschlossen. Die gebürtige Thailänderin, die perfekt Deutsch sprach, hatte der Polizei erzählt, sie sei Alois Hohensinner vier Monate zuvor begegnet, als er das erste Mal das Bordell aufgesucht habe. Seit diesem Tag hatte er nach ihrer Aussage in immer kürzeren Abständen ihre Dienste in Anspruch genommen. In den letzten Wochen habe er sie zunehmend bedrängt, ihre Tätigkeit als Prostituierte aufzugeben. Er würde sie lieben wie noch nie jemanden zuvor und wolle mit ihr »ein neues Leben anfangen«. Budsara Saengsom war abgeklärt genug, Beruf und Privatleben zu trennen, zumal sie die Gefühle ihres Freiers in keiner Weise teilte. Für sie war er ein Kunde wie jeder andere, zwar ein lukrativer, wie sie unumwunden zugab, aber niemand, den sie außerhalb ihres Bordellzimmers sehen wollte. In den letzten Tagen hatte er sie allerdings massiv belästigt, wobei er aber nie verbal ausfallend oder gar gewalttätig geworden war. Er schickte ihr Dutzende SMS, meist mit fast identischen Texten, in denen es um seine Liebe zu ihr und die gemeinsame Zukunft ging, und rief sie fast jede halbe Stunde an, und das rund um die Uhr. Am Vortag der Explosion war er zweimal bei ihr gewesen. Am späten Vormittag hatte sie mit ihm Geschlechtsverkehr gehabt, für den er auch bezahlt hatte. Am Nachmittag kam er jedoch erneut, diesmal, um mit ihr über die gemeinsame Zukunft zu reden. Statt darauf einzugehen, sorgte sie dafür, dass die zwei Männer, die in dem Bordell als Aufpasser arbeiteten, ihn an die Luft beförderten wie jeden anderen aufdringlichen oder zahlungsunwilligen Freier. Alois Hohensinner machte daraus eine dramatische Szene, indem er immer wieder Budsaras Namen und wilde Liebesschwüre rief, was für einiges Aufsehen in und vor dem Bordell sorgte. In den nächsten Stunden bombardierte er die Prostituierte mit SMS und Anrufen. Am frühen Abend hörten die Versuche der Kontaktaufnahme dann abrupt auf. Aber irgendwann zwischen ein und zwei Uhr morgens stand er plötzlich wieder vor ihrer Tür im Bordell. Da er vorgab, diesmal mit einer größeren Summe Bargeld gekommen zu sein, und Budsara Saengsom gerade ihren letzten Freier verabschiedet hatte, ließ sie ihn ein. Doch schon sehr bald stellte sich heraus, dass Hohensinner kein Geld bei sich hatte, sondern sie erneut überreden wollte, mit ihm wegzugehen und ein neues Leben zu beginnen. Daraufhin nahm die nach einem langen Arbeitstag übermüdete und mit der Situation in diesem Moment überforderte Prostituierte ihre Handtasche und ihren Schlüssel und ließ Alois Hohensinner einfach in ihrer Wohnung zurück.

Alois Hohensinner hatte mit seinem Geld zwar Budsara Saengsoms Körper kaufen können, nicht aber ihre Liebe. Doch statt das zu erkennen und zu akzeptieren, nahm die Zuneigung, die er ihr gegenüber zu empfinden meinte, pathologische Züge an. Hohensinner hatte offenbar einen Liebeswahn entwickelt. Von einem Liebeswahn oder Erotomanie (vom griechischen *Eros* = Liebe, Verlangen; *Mania* = Wahnsinn, Begeisterung) spricht man, wenn eine nicht erwiderte Zuneigung zu einem Menschen obsessive Züge annimmt. Meist richten sich solch wahnhafte Emotionen auf unerreichbare Personen, nicht selten auch auf öffentliche Idole. Dabei wirkt sich die Obsession in sehr unterschiedlichem Verhalten aus. Manch »Liebender« erlebt seine Gefühle still vor sich hin, ohne auch nur zu versuchen, mit dem Objekt seiner Begierde in Kontakt zu treten, andere drängen sich der oder dem Angebeteten auf, sei es in Form von Nachstellungen oder durch Anrufe, SMS- oder E-Mail-Botschaften rund um die Uhr wie in dem Fall von Alois Hohensinner. Die Übergänge zum *Stalking* sind dabei fließend.

Der Begriff *Stalking* kommt aus dem Englischen und fand bis vor einigen Jahren lediglich im Jäger-Fachjargon Verwendung, wo er das Heranpirschen meint. Aus jedem Liebeswahn kann sich Stalking-Verhalten entwickeln, umgekehrt hat aber nicht jeder Stalker erotomane Motive. Viele Stalker belästigen ihr Opfer nur zu dem Zweck, es zu drangsalieren und zu schikanieren. Die ständige unerwünschte Kontaktaufnahme und die damit erzwungene Nähe können für Stalkingopfer so belastend sein, dass sie unter psychosomatischen Störungen wie Kopfschmerzen oder Magenkrämpfen leiden oder gar in Resignation oder Depression abgleiten. Vor diesem Hintergrund mag es manch einen Leser sicher überraschen, dass Stalking erst seit 2007 im deutschen Strafgesetzbuch als eigenständige Straftat verankert ist. Seither kann jemand, der sich der »Nachstellung« nach § 238 schuldig gemacht hat, mit bis zu drei Jahren Haft oder Geldstrafe verurteilt werden. Trotz der verbesserten Rechtslage ist die Justiz häufig nicht in der Lage, Stalkingopfer ausreichend zu schützen.

Über Interpol kamen zwei Tage später entscheidende Informationen über Alois Hohensinner, die ein deutliches Bild von den Umständen und Hintergründen dieses Falles zeichneten: Vier Jahre vor der Explosion war die Ehe in seinem Heimatland in die Brüche gegangen. Danach verließ er Österreich und hielt sich überwiegend in Deutschland auf. Zwar hatte er immer Arbeit, blieb jedoch nie lange an einem Ort. Und Hohensinner war von Beruf Sprengmeister!

Zum Zeitpunkt seines Todes hatte er bei verschiedenen Geldinstituten fast 200 000 Euro Schulden. In den letzten Jahren nahm er mehrere Kredite bei unterschiedlichen Geldinstituten auf, um damit jeweils wiederum andere fällige Kredite bedienen zu können. Allein in den letzten drei Monaten vor seinem Tode kamen fast 60 000 Euro an Schulden neu hinzu. Ein Großteil seines monatlichen Lohnes wurde regelmäßig gepfändet, das ehemalige Haus der Familie in Österreich stand zur Zwangsversteigerung an. Zu den finanziellen Schwierigkeiten kam die Isolierung von der Familie hinzu, als seine Exfrau wegen ausbleibender Unterhaltszahlungen nicht nur selbst den Kontakt abbrach, sondern ihm auch jegliche Kontaktaufnahme zu den drei gemeinsamen Kindern untersagte. Laut ihren Angaben, denen weder der Bruder noch die Mutter von Alois Hohensinner widersprachen, waren seine »Weibergeschichten«, die »vermaledeiten Frauenzimmer«, Schuld an seiner Geldnot, denn »der Alois war ein Hurenbock«. In gewisser Weise wurde dies indirekt dadurch bestätigt, dass Hohensinner in den letzten drei Monaten vor seinem Tode noch mehrfach größere Geldbeträge auf ein Konto in Thailand überwiesen hatte, dessen Kontoinhaber ein Verwandter von Budsara Saengsom war. Daraufhin von der Polizei befragt, räumte sie offen ein, ihn um finanzielle Unterstützung für ihre Familie in Thailand gebeten zu haben. Im Gegenzug hatte sie ihm versprochen, intensiver über die Möglichkeit einer privaten Beziehung nachzudenken. Für ihre fast täglichen Liebesdienste hatte sie sich allerdings neben den Spenden in ihre Heimat gesondert entlohnen lassen.

Die Resultate der kriminaltechnischen Untersuchungen räumten letzte Zweifel aus: An den Abstrichen von Alois Hohensinners Haut und Händen konnte nachgewiesen werden, dass die schwarze ölige Schicht wie vermutet Sprengstoffrückstände waren, und zwar Ammoniumnitrat und Cellulosenitrat. Diese beiden chemischen Verbindungen sind die typischen Bestandteile sogenannter gelatinöser Sprengstoffe, die, in Plastikhülsen (»Stangen«) gefüllt, zum Sprengen von Gebäuden und Gestein eingesetzt werden. An den Händen von Alois Hohensinner fanden sich außerdem Spuren von Trinitrotoluol, besser bekannt unter seiner Abkürzung TNT. Entsprechend gelangten die Kriminaltechniker in ihrem Gutachten zu dem Schluss, dass er, um den gewünschten Effekt zu erzielen, »auch einen kleineren TNT-Körper umsetzte«, wie es in der Fachterminologie der Sprengstoffexperten heißt. Die Explosion des Sprengsatzes, den Alois Hohensinner mit Klebeband an seinem Nacken befestigt hatte, wurde von einem elektrischen Zünder ausgelöst. Von ihm stammten die Kupferkabelreste und blauen Kunststoffsplitter im Körper des Toten. Als Zündleitung hatte das graue Stromkabel fungiert, das wir neben dem Toten gefunden hatten. Zur Detonation war es in dem Moment gekommen, als Hohensinner den Netzstecker in die Wandsteckdose gesteckt hatte, neben der die Feuerwehr ihn später fand. Gleichzeitig löste die Explosion einen elektrischen Kurzschluss aus, daher der nach unten gekippte Schalter in dem an der Flurwand befestigten Sicherungskasten.

Das »Schadensbild«, wie es die Sprengstoffexperten der Polizei nennen, wies darauf hin, dass Alois Hohensinner eine relativ geringe Gesamtmenge Sprengstoff verwendet hatte, nämlich nur etwa 20 bis 40 Gramm. Anscheinend wollte er verhindern, dass andere Personen zu Schaden kamen. Hätte er eine deutlich größere Menge »zur Umsetzung« gebracht, wäre von den elf Personen, die sich in den übrigen Wohnungen des Bordells zum Zeitpunkt der Explosion aufgehalten hatten, sicher niemand mit dem Leben davongekommen.

Die Ergebnisse unserer toxikologischen Untersuchung zeigten, dass Alois Hohensinner nicht unter Drogeneinfluss gehandelt hatte. In seinem Blut waren nur 0,4 Promille Alkohol und keinerlei sonstige Substanzen oder Medikamente nachgewiesen worden.

Weder in Österreich noch in Deutschland war Alois Hohensinner bisher polizeilich in Erscheinung getreten. In den letzten Jahren hatte er für verschiedene Firmen im Gleis- und Tunnelbau gearbeitet und war momentan am Bau einer Bahnstrecke in Norddeutschland als verantwortlicher Sprengmeister eingesetzt. Die Beamten der Mordkommission erfuhren auf Anfrage, dass in keiner der betreffenden Firmen ein Diebstahl von Sprengstoff bekannt geworden war. Auch eine erneute Überprüfung deckte nirgendwo Fehlbestände auf. Doch sämtliche Firmenverantwortliche sagten einhellig, dass es für Alois Hohensinner ohne weiteres möglich gewesen sein dürfte, unbemerkt in den Besitz von Sprengstoff zu gelangen. Beispielsweise liege die Bestückung von Bohrlöchern zur Deponierung von Sprengladungen alleine in der Verantwortlichkeit des zuständigen Sprengmeisters, daher könne niemand überprüfen, wie viel Sprengmittel jeweils wirklich eingesetzt wurde.

Im abschließenden Vermerk der zuständigen Mordkommission hieß es später: »Der beschuldigte Alois Hohensinner dürfte als überführt anzusehen sein, die in Rede stehende Sprengstoffexplosion in suizidaler Absicht herbeigeführt zu haben. Bei den Ermittlungen haben sich keine Hinweise ergeben, die darauf hindeuten, dass Dritte beteiligt waren. Aufgrund seiner Spezialkenntnisse im Umgang mit Sprengstoff kann ein Unfall beim Hantieren ausgeschlossen werden. Es wird daher von einer bewussten Auslösung der Explosion ausgegangen. Als Motiv für die Tat kommen seine finanziellen Schwierigkeiten in Betracht. Eine andere Motivlage hat sich bei den Ermittlungen nicht ergeben.«

Auch wenn aus meiner Sicht seine unerwiderte Liebe zu Budsara Saengsom ein weiteres starkes Suizidmotiv war, hätte ein entsprechender Beweis nichts an der abschließenden Bewertung und der daraus resultierenden Einstellung des Todesermittlungsverfahrens geändert: Alois Hohensinner war weder einem Unfall noch einem Mord zum Opfer gefallen, sondern hatte sich mit Hilfe einer selbstdosierten Menge Sprengstoff das Leben genommen.

Alois Hohensinner war von Beruf Sprengmeister gewesen. Um seinem Leben ein Ende zu setzen, tat er das, wozu er ausgebildet war. Nur jagte er diesmal nicht Gestein, sondern sich selbst in die Luft. Demonstrativer kann man den eigenen Suizid wohl kaum inszenieren.

Für das, was Hohensinner tat, gibt es in der Rechtsmedizin einen eigenen Terminus: »Berufsbezogener Suizid«. Von diesem Phänomen sprechen wir, wenn jemand beruflich erworbene Fähigkeiten und Spezialkenntnisse anwendet, um einen Suizid zu planen und durchzuführen. Das ist allerdings nur bestimmten Berufsgruppen möglich, die problemlos Zugang zu Sprengstoff, Waffen, Chemikalien oder Arzneimitteln haben, an die der Rest der Bevölkerung nur schwer oder gar nicht herankommt. Beispiele für berufsbezogene Suizide sind Selbsttötungen von Polizeibeamten oder Jägern mit Schusswaffen, Blausäurevergiftungen von Chemikern, Vergiftungen mit Insektiziden bei Gärtnern, Stromapplikation bei Elektrikern oder die Einnahme bestimmter Medikamente bei Ärzten (etwa die Kombination von Herzfrequenz verlangsamenden Mitteln mit Betablockern oder Insulin). Dabei kennt die Phantasie der Suizidenten keine Grenzen, und sie setzen ihren Plan häufig mit erstaunlicher Akribie um. Das zeigte uns einmal mehr der Fall eines 38 Jahre alten Elektrikers.

Der Mann hatte sich schon seit über drei Wochen nicht mehr bei seinem Psychiater gemeldet, was höchst ungewöhnlich war. Seit ihm sein Hausarzt wegen einer schweren Depression dringend eine medikamentös begleitete Gesprächstherapie empfohlen hatte, war er zu jedem der wöchentlichen Termine erschienen. Als der Psychiater seinen Patienten trotz mehrerer Versuche auch telefonisch nicht erreichen konnte, verständigte er die Polizei, worauf zwei Beamte des Streifendienstes die Wohnung des gelernten Elektrikers durch einen Schlüsseldienst öffnen ließen.

Schon der Geruch, der durch die Tür nach draußen drang, verhieß nichts Gutes. Sie fanden den Mann tot auf dem Fußboden, sein Leichnam war bereits fäulnisverändert. Die Hinweise auf seine Akribie konnte man jedoch ohne weiteres erkennen: An seiner Brusthaut und am Rücken hatte er auf Höhe des Herzens mit Klebeband je ein Fünf-Cent-Stück befestigt. An die beiden Fünf-Cent-Stücke waren jeweils die abisolierten Enden zweier Elektrokabel gelötet, die ihrerseits mit einer Zeitschaltuhr verbunden waren. Als die Polizisten die Leiche fanden, steckte die Schaltuhr in einer nahe gelegenen Steckdose und war noch immer in Betrieb. Auf dem Fußboden daneben sowie auf einem Schreibtisch lagen zahlreiche handschriftliche Notizen. Diese »Merkzettel« waren durchnummeriert und dokumentierten Schritt für Schritt die minutiös getroffenen Vorbereitungen: *Haut mit Alkohol abreiben, Cent-Stücke anfeuchten, Zwei große Lagen Klebeband, Telefon rausziehen, Phasenprüfer Schaltuhr testen, Unterer Schiebeschalter auf Mitte, Stecker rein.* Aus der gespeicherten Einstellung der Zeitschaltuhr ging hervor, dass der Elektriker, nachdem er die Zeitschaltuhr »scharf« gemacht hatte, noch knapp drei Stunden zu leben hatte. Diese drei Stunden konnte er allerdings nicht mit dem bewussten Warten auf seinen Tod zugebracht haben. Bei unseren chemisch-toxikologischen Untersuchungen stießen wir in seinem Blut auf eine sehr hohe, fast tödliche Konzentration eines starken Schlafmittels. Er hatte seinen eigenen Tod verschlafen, aber auch hier kam wieder seine Akribie zum Tragen: Wie unsere Toxikologen berechneten, tötete der Stromschlag den Elektriker in einer Phase, in der die bewusstseinstrübende Medikamentenwirkung am stärksten war.

Alois Hohensinner hatte keine Zettel geschrieben und die Sprengung auch nicht per Zeitzünder ausgelöst. Aber nachdem man ihn aus dem Bordell geworfen und anschließend die Frau, der seine Obsession galt, auf keinen

Anruf und keine SMS reagiert hatte, begann auch er mit akribischen Vorbereitungen. Dabei nutzte er sein berufliches Know-how, um eine Bombe zu basteln und den Sprengstoff so zu dosieren, dass möglichst keine anderen Menschen zu Schaden kamen. Das Besondere an diesem Fall: Der gelernte Sprengmeister ließ sich sozusagen eine Hintertür offen, indem er zunächst noch einen Versuch unternahm, die »Frau seines Herzens« zu überzeugen. An einen Erfolg glaubte er wohl selbst nicht, denn er nahm seine sprengkräftigen Suizid-Utensilien gleich mit. Als auch dieser letzte Versuch, Budsara Saengsom zu einer gemeinsamen Zukunft zu überreden, scheiterte, machte er von dem, was er vorbereitet und mitgebracht hatte, Gebrauch.

Was wir nicht wissen: Wie hätte sich Alois Hohensinner verhalten, wenn Budsara nicht einfach gegangen wäre, ohne sich um ihn zu kümmern? Hätte er die Bombe trotzdem gezündet und sie mit in den Tod gerissen? Dann wäre es ein erweiterter Suizid gewesen. Oder hätte sich der Verschmähte und finanziell Ruinierte einen einsamen Ort für seine explosive Tat gesucht? Auffällig ist, dass er bei seinen Überzeugungsversuchen, zumindest nach Aussage Budsaras, zu keinem Zeitpunkt mit dem vorbereiteten Freitod oder der Sprengladung gedroht hat.

In ihrer abschließenden Vernehmung knapp zwei Wochen nach der Explosion hörte sich Budsara Saengsom die Resultate der Ermittlungen teilnahmslos an. Auch die

Erwähnung seiner massiven finanziellen Probleme, an deren Ausmaß sie ja letztlich nicht unschuldig gewesen war, ließ sie völlig kalt. Ihre Wohnung im vierten Stock des Bordells war seit einigen Tagen renoviert, nichts erinnerte mehr daran, dass sich hier vor weniger als zwei Wochen eine Explosion ereignet hatte, bei der ein Mensch getötet worden war. Budsara Saengsom ging wieder wie üblich ihrem Gewerbe nach.

»Das Leben geht weiter« – mit diesen Worten schloss Hauptkommissar Brehme seinen Bericht, als er mich zum Ende des Falles anrief. *Life is a bitch*, dachte ich. Sprach es aber nicht aus.

Ersponnene Präzision

Ein Kollege von mir musste in einem Strafverfahren, in dem zwei Männer des Totschlages eines Schwerbehinderten angeklagt waren, als Sachverständiger aussagen. In seinem mündlichen Gutachten vor Gericht ging es neben der Todesursache und den Obduktionsbefunden auch um den Todeszeitpunkt. Damit sollte geklärt werden, ob zeitnah eingeleitete Reanimationsversuche das Leben des Mannes eventuell hätten retten oder zumindest verlängern können. Also berichtete mein Kollege von der Ausbildung der Totenstarre, von Totenflecken und ihrer Ausprägung sowie von den Messergebnissen der Rektal- und Umgebungstemperatur und grenzte so die wahrscheinliche Todeszeit des Opfers ein.

Einer der Anwälte war mit dem Resultat der Berechnungen nicht zufrieden – es belastete seinen des Totschlags angeklagten Mandanten – und meldete Widerspruch an: »Es ist doch eine allgemein bekannte Tatsache, dass die Armbanduhr, die der Mensch, der stirbt, trägt, zum Zeitpunkt des Todes stehenbleibt. Wie spät war es denn nun auf der Uhr des Toten, als Sie am Leichenfundort eintrafen?«

Mein Kollege muss auf diese Frage hin sehr verdutzt ausgesehen haben. Da er nicht antwortete, wiederholte der Anwalt seine Frage. Mein Kollege sah zum Richtertisch und fragte die Vorsitzende Richterin, ob er tatsächlich auf so eine Frage antworten müsse. Doch vom Richtertisch kam keine Unterstützung, stattdessen fragte die Vorsitzende Richterin nun ihrerseits: »Kann es sein, dass ein Zusammenhang zwischen Tod und Uhrzeit auf der Armbanduhr besteht?«

Wenn ich diese Geschichte in der Vorlesung erzähle, ist die Erheiterung jedes Mal groß. Und eine Studentin schlug lachend vor, dazu doch mal die Hersteller von Armbanduhren zu befragen. Dem kann ich mich nur anschließen …

Wie alle, die ihre Arbeit so gut wie möglich machen wollen, müssen auch wir Rechtsmediziner uns ständig weiterbilden, damit wir methodisch auf dem neuesten Stand sind. Trotz aller Bemühungen, aller Schulungen und Vorträge hinken wir echten Rechtsmediziner dabei aber, wie es scheint, immer unseren Kollegen in Film und Fernsehen weit hinterher.

Immer wieder bin ich überrascht über die unglaublichen technischen Innovationen, die dort angewandt werden, aber auch darüber, dass die Rechtsmediziner im Fernsehen mit den simpelsten Methoden auf die Minute genau feststellen können, wann genau jemand gestorben ist. Am eindrücklichsten ist mir dabei eine Szene aus einer *Tatort*-Folge in Erinnerung, in der der Rechtsmediziner seine Hand auf die Fußsohle des Toten legte und so die Todeszeit präzise festlegen konnte. Leider müssen meine realen Kollegen und ich ohne diese hellseherischen und teils übernatürlichen Fähigkeiten der fiktiven Kollegen auskommen. Unsere Methoden im wirklichen Leben sind ein klein wenig komplizierter und führen trotzdem nicht immer zu exakten Ergebnissen. Vielleicht möchten Sie sie ja trotzdem kennenlernen:

Zunächst einmal: Die Untersuchungen zur Eingrenzung der Todeszeit führen wir grundsätzlich am Leichenfundort durch, niemals im Sektionssaal. Wenn wir damit bis zur Obduktion warten würden, hätten wir deutlich weniger Entscheidungskriterien zur Verfügung – Sie werden sehen, warum. Allerdings lassen sich vorgenommene Einschätzungen durch Obduktionsergebnisse oft bestätigen oder manchmal auch widerlegen.

Außerdem gilt immer: Die verschiedenen Methoden zur Todeszeitbestimmung werden nicht wahlweise – z. B. je nach Fähigkeit und Neigung des Rechtsmediziners – eingesetzt, sondern in Kombination miteinander. Eine Methode allein würde viel zu vage Ergebnisse liefern.

Hier nun die Methoden im Einzelnen:

1 Bei der Todeszeitbestimmung überprüfe ich wie jeder andere Rechtsmediziner, der zu einem Tatort gerufen wird, als Erstes, ob Leichenflecken (synonym auch als »Totenflecken« bezeichnet) vorhanden sind und ob

die Leichenstarre (oder »Totenstarre«) schon eingesetzt hat. Etwa dreißig Minuten nach dem Tod kommt es zum ersten nachweisbaren Auftreten von Leichenflecken. Wenn das Herz nicht mehr schlägt, der Blutkreislauf also aussetzt, werden die roten Blutzellen, die dem Blut und auch den Leichenflecken ihre Farbe geben, nicht mehr weitertransportiert und sinken in den Gefäßen entsprechend der Schwerkraft ab.

Leichenflecken treten zunächst als kleine blauviolette Flecken auf, die dann zunehmend größer werden – sie »konfluieren« (lateinisch *confluere* = zusammenfließen), wie wir dieses Phänomen nennen. Lag der Verstorbene zum Zeitpunkt des Todes auf dem Rücken und wurde seither nicht umgedreht, bilden sich die Leichenflecken am Rücken. Der Umkehrschluss ist leider nicht möglich. Finden sich bei einem Toten die Leichenflecken am Rücken, heißt das noch lange nicht, dass er zum Todeszeitpunkt auf dem Rücken lag. Der Grund: Innerhalb der ersten sechs bis zwölf Stunden nach dem Tode lassen sich Leichenflecken noch »umlagern«. Wenn der Körper eines Menschen, der auf dem Rücken liegend gestorben ist, innerhalb der nächsten Stunden in Bauchlage gedreht wird, verschwinden die Leichenflecken an der Körperrückseite und kommen – entsprechend der auf die roten Blutkörperchen einwirkenden Schwerkraft – an der Körpervorderseite wieder zum Vorschein.

Ebenfalls von Belang für die Todeszeitbestimmung:

Innerhalb der ersten zwanzig Stunden kann man Leichenflecken für kurze Zeit verschwinden lassen, indem mit dem Finger oder einer Pinzette auf die entsprechende Hautregion gedrückt wird. Für diesen Umstand haben sprachbegabte Leute vom Fach das schöne Wort »Wegdrückbarkeit« erfunden. Wie das Ganze aussieht, können Sie selbst simulieren, beispielsweise im Sommer, wenn Sie mit einem Finger kurz auf Ihren Sonnenbrand drücken: Für den Augenblick verflüchtigt sich die Rötung, kehrt nach dem Loslassen aber sofort wieder zurück. Das biologische Phänomen ist bei Leichenflecken wie Sonnenbrand insofern dasselbe, als in beiden Fällen eine vermehrte Blutansammlung in den Gefäßen der betroffenen Hautregion auf Druck hin bewegt und damit »verschoben« wird. Nur ist die vermehrte Durchblutung beim Sonnenbrand eine (gesunde) Reaktion des lebenden Organismus auf die thermische Reizung durch die Sonne, während Leichenflecken dadurch entstehen, dass der Blutkreislauf gestoppt hat und das Blut in den Gefäßen nicht weitertransportiert wird.

1 Zweites zentrales Kriterium bei der Todeszeitbestimmung ist die Leichenstarre. Auch die beginnt wie die Bildung der Leichenflecken etwa dreißig Minuten nach dem Tod. Als Erstes manifestiert sich die Starre im Kiefergelenk, tritt dann in den Schulter- und Ellenbogengelenken auf und lässt sich nach etwa zwei bis vier Stunden auch in den Hüft- und Kniegelenken

feststellen. Nach etwa zwei Tagen löst sie sich allmählich wieder. Danach sind die großen und kleinen Gelenke des Körpers wie Ellenbogen-, Finger- und Kniegelenke wieder frei beweglich, Arme und Beine wie Finger und Zehen lassen sich durch den Untersucher wieder beugen und strecken. Warum es zu der zwischenzeitlichen Leichenstarre kommt, konnte bis heute noch niemand biologisch überzeugend erklären.

In diesem Zusammenhang möchte ich gern mit einem populären Irrtum aufräumen: Viele Menschen glauben, dass man an dem Gesichtsausdruck eines Toten ablesen kann, ob er friedlich eingeschlafen ist oder ob die letzten Augenblicke seines Lebens qualvoll waren. Doch das ist leider – oder zum Glück? – nicht möglich, denn im Augenblick des Todes, also mit dem letzten Herzschlag, kommt es zu einer vollständigen Erschlaffung der gesamten Muskulatur. Anschließend festigt die zunehmende Leichenstarre genau den Ausdruck, der mit der Erschlaffung aller Muskeln und damit auch der Gesichtsmuskeln entstanden ist. Stirbt jemand im Sitzen, wird die Leichenstarre folglich die in Hüft- und Kniegelenken angewinkelten Beine in dieser Stellung »fixieren«, bei einem Erhängten wird die Leichenstarre den gesamten Körper in gestreckter Position halten. Ein geöffneter Mund oder weit geöffnete Augen bei einem Toten bedeuten also nicht, dass er oder sie im Angesicht des Todes einen Schreckensschrei ausgestoßen oder die Augen vor Angst aufgerissen hat, sondern lediglich, dass der Tod in sitzender oder stehender Position eingetreten ist. Wegen des nicht mehr vorhandenen Muskeltonus sind Unterkiefer und Unterlider der Schwerkraft folgend nach unten geklappt, bevor die Leichenstarre sie erfasst hat und wie einen Gesichtsausdruck wirken lässt. Aus diesem Grund werden in Krankenhäusern und Pflegeeinrichtungen teils auch heute noch verstorbenen Patienten sogenannte »Kinnbinden« – nichts anderes als mehrmals um den Kopf gewickelte Mullbinden – angelegt, um rechtzeitig vor der eintretenden Starre den Mund des Toten zu schließen.

1 Eine weitere Methode zur Todeszeitbestimmung ist die Reizung der Gesichtsmuskulatur per Stromstoß. Zu diesem Zweck befindet sich in dem sogenannten Tatortkoffer des Rechtsmedizinischen Instituts, den ich zu jedem Leichenfundort mitnehme, ein speziell dafür konstruiertes batteriebetriebenes Reizstromgerät. Dessen Nadelelektroden werden an den inneren und äußeren Lidwinkeln des Toten befestigt. Innerhalb von sechs bis etwa acht Stunden nach dem Tod reagieren die Gesichtsmuskeln noch auf die elektrischen Reize, danach nicht mehr. Führen die Impulse zu keinerlei Reaktion, weiß ich, dass die oder der Betreffende länger tot ist.

1 Die Pupillen eines Menschen reagieren noch bis zu zwölf Stunden nach dem Tod mit Verengung oder Erweiterung auf das Einträufeln entsprechender Augen-

tropfen, unter bestimmten Umständen auch noch einige Stunden länger. Allerdings ist eine mögliche Reaktion erst eine halbe Stunde nach der Verabreichung feststellbar, weshalb es sich empfiehlt, diesen Test nicht zum Abschluss durchzuführen, es sei denn, man möchte sich eine Zwangspause gönnen – und alle anderen Ermittler vor Ort gegen sich aufbringen.

1 Die zuverlässigste Methode zur Bestimmung der Todeszeit ist die Bestimmung der Differenz zwischen der am Leichnam gemessenen Körperkerntemperatur und der Umgebungstemperatur am Leichenfundort. Die Umgebungstemperatur wird hierbei an verschiedenen Stellen und in verschiedenen Höhen über dem Fußboden gemessen, anschließend wird aus den einzelnen Messwerten der Mittelwert errechnet. Für die Messung benutzen wir ein speziell dafür entwickeltes elektronisches Thermometer (»Tatortthermometer«) mit einer zirka fünfzehn Zentimeter langen, aber nur wenige Millimeter dicken Mess-Elektrode aus Metall. Durch seine spezielle Konstruktion kann es nicht nur die Raumtemperatur ermitteln, sondern auch zur Rektalmessung in den Enddarm des Verstorbenen eingeführt werden.

Die Abkühlung des menschlichen Körpers folgt bestimmten Gesetzmäßigkeiten, die eine Rückrechnung auf den ungefähren Todeszeitpunkt ermöglichen. Ausgangswert ist die übliche Körperkerntemperatur des Menschen, also knapp 37 Grad Celsius. Nach dem Tod bleibt die Körperkerntemperatur zunächst etwa drei

Stunden lang annähernd konstant. Danach verringert sich die Temperatur des Leichnams um zirka ein Grad Celsius pro Stunde. Entsprechend lassen sich aus der Differenz Rückschlüsse auf die Todeszeit ziehen. Allerdings wird die eigentlich einfache Rechnung durch verschiedene individuelle Umgebungsfaktoren wie Bekleidung, Körpergewicht und Körperproportionen und die Umgebungsbedingungen wie Witterung im Freien und Zugluft in geschlossenen Räumen etwas komplizierter. Entsprechend fragt das Computerprogramm zur Todeszeitbestimmung die Daten aller dieser möglichen Einflussfaktoren ab, errechnet daraus einen eventuellen Korrekturfaktor und bezieht diesen in die Berechnungen mit ein. All die Liebesmüh von Mensch und Maschine ist allerdings vergebens, wenn jemand zwischen Todeszeitpunkt und Temperaturmessung die Fenster aufgerissen hat, denn die Temperaturmethode setzt voraus, dass die Raum- beziehungsweise Umgebungstemperatur in der besagten Zeit relativ konstant geblieben ist. Rettungssanitäter, die meist die Ersten am Leichenfundort sind, haben manchmal die Angewohnheit, ein Fenster zu öffnen, »damit die Seele entweichen kann«. Ob dieser Brauch nun religiös motiviert ist oder zum persönlichen Berufsethos gehört – er erschwert uns leider die Arbeit. Aber zum Glück agieren die meisten Rettungssanitäter zweckdienlicher.

Oft hält sich an einem Tatort auch eine ganze Armada von Rettungskräften, Polizeibeamten und Kriminaltechnikern auf, was die Raumtemperatur zumindest in kleineren Räumen schnell ansteigen lässt. Auch das Ein- und Ausgehen der Ermittler oder offenstehende Haus- oder Wohnungstüren verfälschen nicht selten die Resultate.

Wenn alle diese Untersuchungen abgeschlossen sind, kommt der Laptop des Rechtsmediziners zum Einsatz. Auf ihm ist ein spezielles Programm zur Todeszeitbestimmung installiert. Ich muss alle wichtigen Informationen und Messergebnisse in die dafür vorgesehene Tabelle eingeben, also Leichenstarre, Leichenflecken, elektrische Erregbarkeit der mimischen Muskulatur, (fehlende) Pupillenreaktion, Körpertemperatur, Bekleidung und Umgebungsbedingungen. Aus diesen Parametern berechnet das Programm dann eine ungefähre Todeszeit.

Sie sehen also, die Eingrenzung der Todeszeit ist eine sehr komplexe Angelegenheit. Und selbst bei sorgfältigster Durchführung gibt es noch jede Menge Unwägbarkeiten, die einer präzisen Angabe im Weg stehen. Neben den bereits beschriebenen gehören dazu noch andere potentielle Störfaktoren, die der Rechtsmediziner in seine Berechnungen zur Todeszeit mit einbeziehen muss, da er sonst gegebenenfalls zu völlig falschen Ergebnissen gelangt.

Was ist zum Beispiel, wenn ein Mensch kurz vor seinem Tode fast 42 Grad Celsius Fieber hatte? Dann wird bei der Temperaturmethode trotz korrekter Rückrechnung eine zu späte Todeszeit ermittelt, weil der zum Todeszeitpunkt fünf Grad wärmere Körper etwa fünf Stunden länger zum Abkühlen braucht als im Normalfall. Ist die Tatsache, dass das Opfer eines Tötungsdeliktes vor seinem Tod an hohem Fieber litt, zum Zeitpunkt der Todeszeitbestimmung unbekannt, hat ein Täter gute Chancen, gar nicht erst verdächtigt zu werden – weil er für die falsch ermittelte Todeszeit ein Alibi hat.

Bei Kinderleichen gelten grundsätzlich andere Gesetzmäßigkeiten als bei Erwachsenen: Sie kühlen schneller aus, da sie im Verhältnis zur Körpergröße eine größere Körperoberfläche haben. Deshalb können unsere üblichen Berechnungsmethoden zur Todeszeit nicht angewendet werden.

Massiver Blutverlust vor dem Tod führt oft dazu, dass Leichenflecken sich nur sehr spärlich, viel langsamer oder gar nicht manifestieren. Bei zu eiliger oder oberflächlicher Untersuchung ist das Resultat schnell mal um einen halben oder ganzen Tag verfälscht. Weiterhin gibt es Vergiftungen und Muskelerkrankungen, die nicht nur Einfluss auf das Eintreten der Leichenstarre und ihrer Intensität haben, sondern auch auf die postmortale Erregbarkeit der mimischen Muskulatur mittels Reizstrom.

Ohne noch weiter ins Detail zu gehen: Die Unwägbarkeiten bei der Todeszeitbestimmung sind zahlreich. Bedenkt man zudem, dass manche Informationen oft zum Zeitpunkt der rechtsmedizinischen Untersuchungen nicht einmal bekannt sind (und es auch oft gar nicht sein können, Stichwort: Umgebungstemperatur), bedarf es schon einer geballten Ladung Phantasie und Optimismus, will man behaupten, man könne den Todeszeitpunkt eines Menschen im Nachhinein auf die Minute genau festlegen.

Technikgläubige mögen erwarten, dass man nur lange und intensiv genug forschen muss, um eines Tages exakte Resultate liefern zu können. Ich persönlich wage das zu bezweifeln. Ganze Generationen von Rechtsmedizinern haben sich seit vielen Jahrzehnten mit der Erforschung von Methoden zur Feststellung der Todeszeit beschäftigt. Trotzdem ist eine nähere Eingrenzung als auf plus oder minus zwei Stunden nicht möglich. Und selbst dieser seltene Optimalfall ist nur innerhalb von etwa vierundzwanzig Stunden nach dem Tod möglich. Sobald die Leichenfäulnis einsetzt, sind alle beschriebenen Untersuchungsmethoden nicht mehr einsetzbar.

Vor diesem Hintergrund habe ich Verständnis für die kreativen Bemühungen von Drehbuchautoren, würde doch die realitätsnahe Darstellung der Todeszeitbestimmung schon einen Großteil der Spielfilmzeit füllen. Ein Klassiker ist ja die Untersuchung des Mageninhalts. Um anhand einer Mageninhaltsanalyse den Todeszeitpunkt eines Menschen sicher eingrenzen zu können, muss man präzise wissen, was genau und wann genau und wie viel genau das Todesopfer zum letzten Mal gegessen hat. Aber wann ist das in der Realität schon mal der Fall?

Tödliche Lust

Schon viermal hatte die 20-jährige Nicole Werth an diesem Ostersonntag versucht, ihren 23-jährigen Freund Christian Blank zu erreichen, auch per SMS. Vergeblich. Normalerweise reagierte Christian sofort auf eine Nachricht von ihr. Auf seinem Handy schaltete sich nur die Mailbox ein, auf der sie bereits einige Nachrichten hinterlassen hatte. Als sie am Morgen des Ostermontags noch immer kein Lebenszeichen von Christian erhalten hatte, rief sie bei seinen Eltern an. Sein Vater, der 52-jährige Georg Blank, war wie immer wortkarg und kurz angebunden. Man habe von Christian auch schon einige Tage nichts gehört. Zumindest einen kurzen Ostergruß, das hätten er und Christians Mutter von ihm schon erwartet.

Nicole Werth wusste, dass Christians Vater einen Zweitschlüssel zu dessen Wohnung hatte, einer Zweizimmerwohnung nur wenige Querstraßen von seinen Eltern entfernt. Nach mehrmaligem Bitten willigte der Vater ein, bei seinem Sohn vorbeizuschauen, und versprach, sich noch im Laufe des Tages bei Nicole zu melden.

Zwei Stunden später öffnete Georg Blank, nachdem er einige Male vergeblich geklingelt hatte, die Tür zur Wohnung seines Sohnes. Dabei fiel ihm auf, dass die Wohnungstür nicht abgeschlossen war, sondern lediglich ins Schloss gezogen. Ansonsten erschien ihm zunächst nichts ungewöhnlich. Die Küche, in die er nur einen kurzen Blick warf, als er den kleinen Flur in Richtung Wohnzimmer durchquerte, war leer und aufgeräumt. Auch im Wohnzimmer stellte er nichts Auffälliges fest, die Sofakissen lagen sauber aufgeschüttelt auf dem Sofa, und mehrere Zeitschriften lagen ordentlich übereinandergestapelt auf dem Couchtisch davor. Die Balkontür der im ersten Obergeschoss gelegenen Wohnung war zwar nicht verschlossen, sondern stand halb offen, aber auch hier schien alles wie immer zu sein.

Als Georg Blank jedoch das Schlafzimmer seines Sohnes betrat, blieb er wie angewurzelt stehen. In dem zirka zwanzig Quadratmeter großen Schlafzimmer hing eine lebensgroße Gummipuppe zwischen dem Bett und einem Kleiderschrank mit Spiegelfront von der etwa zweieinhalb Meter hohen Decke, aufgehängt an einer roten Hundeleine um den Hals. Die Gummipuppe war täuschend echt gemacht und stellte einen weiblichen Körper dar. Der Kopf der Puppe befand sich auf halber Höhe, während beide Knie den Schlafzimmerboden berührten. An den Beinen trug sie bis jeweils zur Mitte der Oberschenkel reichende schwarze Lackstiefel mit grotesk hohen Absätzen. Die Frauenpuppe war leicht zur rechten

Körperseite geneigt, der Oberkörper nur halb aufgerichtet. Der Kopf fiel dabei nach vorne auf die Brust, die um ihren Hals gebundene Hundeleine war an einem Haken an der Decke befestigt. In dieser Haltung wurde das Gesicht von den schulterlangen, leicht gewellten roten Haaren vollständig verdeckt. Das rosafarbene Korsett mit schwarzem Spitzenbesatz war eng geschnürt, die Strapse daran mündeten in pinkschwarze Netzstrümpfe.

Georg Blank, der von seinem Sohn früher mehrmals als kleinbürgerlich und phantasielos bezeichnet worden war, schüttelte den Kopf darüber, mit welch ungewöhnlichem Spielzeug sich sein Sohn in seiner Freizeit zu Hause so beschäftigte. Aber vielleicht war das ja heutzutage bei jungen Menschen normal, dachte er. Sein eigenes Leben verlor allerdings jegliche Normalität, als Georg Blank in die volle rote Haarpracht des vermeintlichen Spielzeugs griff, um das Gesicht zu sich zu drehen. Dabei löste sich nämlich das Haupthaar vom Kopf der »Puppe« und blieb als Perücke in seiner Hand zurück. Darunter kam das Gesicht seines Sohnes zum Vorschein, der ihn aus toten Augen ansah.

Als ich vierzig Minuten später eintraf, öffnete mir ein junger Polizeimeister die Tür und empfing mich mit den Worten: »Das ist echt der verrückteste Suizid, den ich je gesehen habe.« Der ebenfalls anwesende Kriminaloberkommissar, der kurz vor mir angekommen war, hob nur die Augenbraue und nickte mir bedeutungsvoll zu. Nach fast dreißig Dienstjahren hatte er jede Menge Erfahrung als Todesermittler, und seiner Reaktion entnahm ich, dass er in diesem Fall nicht eine Sekunde an einen Freitod glaubte. Und nach dem, was ich bereits am Telefon gehört hatte, als ich im Institut über diesen Leichenfundort informiert worden war, schloss ich mich seiner Einschätzung an.

Wir streiften uns die weißen Overalls der Spurensicherung, Plastiküberziehschuhe und Gummihandschuhe über und gingen in das Schlafzimmer, in dem Georg Blank die Leiche seines Sohnes gefunden hatte. Der bizarr gekleidete Tote lag jetzt auf dem Schlafzimmerboden neben dem Bett, unterhalb der Stelle, an der er gehangen hatte. Der Notarzt und zwei Rettungssanitäter hatten ihn von der Hundeleine abgeschnitten, konnten aber nichts mehr für den jungen Mann tun – die kräftig ausgeprägten Leichenflecken verrieten zweifelsfrei, dass er schon seit längerer Zeit tot war.

Bei einem ersten Blick auf den Toten sah ich, dass sich die dunkelvioletten Leichenflecken alle auf den rechtsseitigen Körperpartien befanden, also an der Außenseite des rechten Beines, der Innenseite des linken Beines sowie auf der rechten Seite von Brust und Rücken. Demnach war Christian Blank entweder in der halb hängenden, leicht zur rechten Körperseite geneigten Haltung gestorben, in der ihn sein Vater gefunden hatte, oder jemand hatte die Leiche unmittelbar nach Eintritt des Todes in dieser Position aufgehängt.

Bevor ich mit der eigentlichen äußeren Leichenschau begann, sah ich mich in dem Schlafzimmer um. Vorausgesetzt, dass Erhängen die Todesursache war, musste sich der Todeskampf des jungen Mannes genau vor der Spiegelfront des Kleiderschranks abgespielt haben – also quasi vor seinen eigenen Augen. Von dem Haken, der oberhalb des Toten in die Schlafzimmerdecke gedübelt war, hing noch der Rest der vom Notarzt durchgeschnittenen roten Hundeleine herunter. Mir fiel auf, dass sich neben diesem Metallhaken noch zwei weitere befanden. Beide waren nach unten hin deutlich aufgebogen, was mich vermuten ließ, dass sie zu ähnlichen Zwecken benutzt worden waren – wahrscheinlich mehr als ein Mal.

Wir staunten nicht schlecht, als ein Kollege von der Spurensicherung in zwei sehr geräumigen Wäschekommoden im Schlafzimmer sechsundzwanzig verschiedene, fein säuberlich in den Schubladen der Kommoden einsortierte Outfits ähnlich der jetzigen Kleidung des Toten entdeckte: Korsetts in den unterschiedlichsten Farben mit und ohne Spitze, Netzstrümpfe und Strapse in allen erdenklichen Variationen und dazu passend sechsundzwanzig Paar Highheels, wahrscheinlich zur farblichen Abstimmung mit den einzelnen Outfits.

Auf dem Nachttisch lagen dreihundert Euro in Fünfziger-Scheinen. Ein solcher Fund war an sich noch nichts Ungewöhnliches, konnte in diesem Fall aber Brisanz haben. Hatte Christian Blank als Nebenerwerb

Liebesdienste angeboten und hier in seiner Wohnung Freier empfangen?

Als ich mich zu dem Toten hinunterkniete, weckte noch etwas mein Interesse. Auf dem Fußboden neben der Leiche lag ein Gegenstand, zum großen Teil verborgen unter dem Bett, so dass bisher keiner der Beamten ihn bemerkt hatte. Ich holte ihn vorsichtig hervor und inspizierte ihn näher. Es war ein etwa fünfzig Zentimeter langer schwarzer Gummischlauch von knapp einem Zentimeter Durchmesser. An einem Ende war ein kurzes schmales Schraubgewinde eingelassen, das andere mündete in einen kleinen Blasebalg, ebenfalls aus schwarzem Gummi. Während der Kriminaloberkommissar Schlauch und Blasebalg in einer Asservatentüte verstaute, begann ich mit meiner ersten Untersuchung. Schon als ich mir das Gesicht des Toten genauer ansah, stand die Todesursache fest: Christian Blank war wie vermutet durch Erhängen gestorben. Das zeigten zum einen zahlreiche punktförmige Blutungen in seiner Gesichtshaut, zum anderen eine Spur von Speichel, die sich aus seinem rechten Mundwinkel über das Kinn herunterzog. Beide Merkmale sind Vitalzeichen (also zu Lebzeiten entstanden), die zweifelsfrei belegen, dass der Tod durch Strangulation verursacht worden war. Christian Blank war also gestorben, während er von der Decke hing, und nicht etwa nach seinem Tode aufgehängt worden, zum Beispiel um ein Tötungsdelikt zu verdecken.

Nachdem ich festgestellt hatte, dass auch in den Augenbindehäuten des Toten punktförmige Blutungen vorhanden waren, versuchte ich den Mund des Toten zu öffnen, um zu überprüfen, ob sich auch in der Schleimhaut des Mundes solche Blutungen finden ließen. Doch die kräftig ausgeprägte Totenstarre hielt die Kiefer zu fest zusammen, so dass mein Versuch scheiterte. Allerdings waren die Zahnreihen von Ober- und Unterkiefer nicht fest aufeinander gebissen, und durch die Lücke meinte ich etwas im Mund des Toten zu sehen, was dort nicht hingehörte. Da ich die Kiefer nur mit Gewalt hätte aufstemmen können, wobei garantiert Zähne abgebrochen wären, leuchtete ich mit einer Stablampe in die Mundhöhle. Das, was sich im Mund des Toten befand, war dunkel, füllte nahezu die gesamte Mundhöhle aus und schien elastisch zu sein, vielleicht aus Schaumstoff oder weichem Kunststoff.

Dieser Gegenstand konnte sich als entscheidendes Puzzleteil bei der Lösung des Falles entpuppen, aber dafür mussten wir warten, bis die Leichenstarre sich wieder gelöst hatte. Zu diesem Zeitpunkt konnten wir nur spekulieren, worum genau es sich bei diesem Gegenstand handelte und wer ihn Christan Blank in den Mund geschoben hatte – er selbst oder jemand anderes.

So viel sei an dieser Stelle schon verraten: Unser Fall hatte keine Parallelen zu der Oscar-prämierten Verfilmung von Thomas Harris' Thriller *Das Schweigen der Lämmer,* in dem die von Jodie Foster gespielte FBI-Agentin Clarice Starling im Mund eines weiblichen

Mordopfers des Serienkillers Buffalo Bill die Puppe eines Totenkopfschwärmers findet. Für das schwarze Etwas im Mund unseres Toten gab es eine viel profanere, wenn auch nicht gerade alltägliche Erklärung, aber dazu später.

Nach der Untersuchung des Gesichts widmete ich mich den anderen Körperregionen. Die wesentlichen Befunde passten für mich ins Bild: Nach Entfernen der Hundeleine kam an der Halsvorderseite sowie an den rechten und linken seitlichen Halspartien wie erwartet eine rotbraune Strangmarke zum Vorschein, die zum Nacken hin anstieg und wie das Strangwerkzeug gut ein Zentimeter breit war. Unter dem engen Korsett fanden sich im Brustbereich zwei hautfarbene Schaumstoffkissen, die wie weibliche Brüste aussahen und solche offensichtlich auch vortäuschen sollten. Der Schambereich war vollständig rasiert. Um die Peniswurzel war ein sogenannter Cockring oder auch Penisring geschoben, eine mechanische Potenzhilfe zur Verstärkung und Verlängerung der Erektion. Der Ring war seinerseits mit einem schwarzen Ledergeschirr zum Umschnüren des Hodens verbunden.

Das, was ich bereits nach dem Telefonat vermutet hatte, hatte sich hier zweifelsohne auch abgespielt. Nachdem ich meine Untersuchungen abgeschlossen und wie immer per Diktiergerät dokumentiert hatte, wandte ich mich an den jungen Polizeimeister. Er hatte die ganze Zeit über jeden meiner Schritte aus einiger Entfernung sehr genau beobachtet, sich aber offensichtlich nicht getraut, Fragen zu stellen. Dabei sah man ihm seine Wissbegierde deutlich an.

»Kein Suizid«, sagte ich, »der Mann hat sich nicht das Leben genommen.« Der Polizeimeister zog die Augenbrauen hoch und sah mich perplex an. »Dann war es also Mord?«

Aber ich musste ihn schon wieder enttäuschen: »Nein, ein Mord war's auch nicht. Es war ein Unfall. Genauer gesagt, ein ›autoerotischer Unfall‹.«

Der Begriff »autoerotischer Unfall« steht in der Rechtsmedizin für einen versehentlichen Todesfall bei Masturbationshandlungen. Opfer sind fast ausschließlich Männer. Die häufigste Todesursache bei autoerotischen Unfällen ist Ersticken als Folge von Selbsterdrosseln oder Erhängen. Der Hintergrund: Sauerstoffmangel des Gehirns führt bei manchen Menschen zu sexueller Erregung. Deshalb kommt es immer wieder vor, dass Männer während der Selbstbefriedigung versuchen, sich durch »dosiertes« Drosseln oder Hängen einen zusätzlichen Lustgewinn zu verschaffen. Was leicht fatale Folgen haben kann, da eine »dosierte« oder »kontrollierte« Strangulation nur begrenzt möglich und daher immer riskant ist: Sobald der Betreffende aufgrund von Sauerstoffmangel bewusstlos wird, verliert er auch jegliche Kontrolle, hat keine Chance mehr, sich zu befreien, und wird zwangsläufig sterben. Und im Voraus kann niemand mit

Bestimmtheit sagen, wie schnell und wann die Bewusstlosigkeit eintreten wird.

Aus verschiedenen Kulturen und Jahrhunderten gibt es gesicherte Berichte, dass bei Hinrichtungen durch den Strang bei manchen Gehenkten im Augenblick des Todeskampfes eine Erektion beobachtet wurde. Die wohl älteste Darstellung dazu stammt aus der Zeit der Hochkultur der Mayas. Auf einem über dreitausend Jahre alten Relief an der Ruine eines Maya-Palastes auf der mexikanischen Halbinsel Yucatán ist ein Mann mit einem Seil um den Hals und einem erigierten Penis abgebildet.

Bisher ist wissenschaftlich noch nicht genau geklärt, warum Sauerstoffmangel im Gehirn bei manchen, aber offensichtlich nicht bei allen Menschen mit einer gesteigerten sexuellen Erregung, einem vermehrten Lustempfinden und einem intensiver erlebten Orgasmus verbunden ist. Einige Wissenschaftler sind der Ansicht, dass Sauerstoffmangel zu einer direkten Freisetzung erregend wirkender Neurotransmitter (biochemische Substanzen, die Signale zwischen Nervenzellen vermitteln) und damit zu einer Reizung des limbischen Systems des Gehirns führt, dem wohl beim menschlichen Sexualverhalten und -erleben eine tragende Rolle zukommt. Andere meinen, dass eine gestörte Funktion der gegenüber Sauerstoffmangel sehr empfindlichen Großhirnrinde dafür verantwortlich ist: Die verliert, so die Theorie, durch die gebremste Zufuhr ihren sonst hemmenden Einfluss auf die für die Sexualität zuständigen Nervenzentren, wodurch diese »Sexualzentren« im Gehirn sozusagen »die Oberhand gewinnen«. Aber wie dem auch sei, letztlich ist dies nur eine akademische Frage, deren Beantwortung keinen praktischen Nutzen für unsere rechtsmedizinische Arbeit hätte. Das Phänomen als solches ist unumstritten, immer wieder wurde und wird von Autoerotik praktizierenden Männern der Orgasmus unter Sauerstoffmangel als regelrechter »Kick« beschrieben, der süchtig mache nach mehr und immer mehr.

Nicht immer gehen autoerotische Praktiken mit Drosseln oder Aufhängen einher. In einigen wenigen Fällen wurde ein tödlicher autoerotischer Unfall beispielsweise durch den Einsatz von Strom verursacht. Dabei reizen die Betreffenden unmittelbar ihre Genitalien oder andere erogene Körperregionen wie den Anus mittels elektrischer Stimulation aus eigens dafür konstruierten Apparaten.

Die autoerotische Betätigung, die selten zu Unfällen führt, aber wenn, dann gar nicht so selten mit tödlichem Ausgang, geht über Masturbation im herkömmlichen Sinne weit hinaus. Entsprechend wird an den Unfallorten meist eine umfangreiche Ausrüstung gefunden. Dazu gehören zum Beispiel Spiegel, Videokameras oder Fotoapparate zur Aufzeichnung der eigenen autoerotischen Aktivitäten, teilweise bizarre Dekorationen der Szenerie mit fetischartigen Accessoires und pornographischen Abbildungen an den Wänden. An den »Unfallopfern« finden sich oft Seile und Ketten, mit denen sie sich selbst gefesselt haben, sehr häufig im Genitalbereich, manche sind zusätzlich geknebelt. Das Ganze spielt sich ausschließlich in der Privatsphäre ab, geschützt vor ungebetenen Besuchern oder Zeugen. Die meisten toten Autoerotiker, die von uns untersucht werden, tragen weibliche Kleidung, meist Reizwäsche. Häufig stammt das Outfit aus dem Warenangebot von Erotikshops – von Korsetts und Korsagen über hautenge Ganzkörperanzüge mit Entblößung der Genitalregion bis zu ledernen Gesichtsmasken, wie man sie aus der Sadomaso-Szene kennt. Typische Hilfsmittel sind Haken an der Decke oder viel komplexere Aufhängevorrichtungen, manchmal ganze Flaschenzugkonstruktionen oder sogar elektrische Seilzüge, mit denen sich die Betreffenden in die hängende Position bringen.

Von einem autoerotischen Unfall sprechen wir nur dann, wenn das Opfer sämtliche Manipulationen wie Drosselung, Hängen und Fesselungen nachweislich selbst vorgenommen hat – egal, ob mit oder ohne Zuhilfenahme von Sexspielzeugen. Ist eine andere Person anwesend, handelt es sich definitionsgemäß nicht um einen autoerotischen Unfall, egal, ob der oder die Betreffende aktiv beteiligt ist oder nur zusieht.

Bereits in seinem Ende des 18. Jahrhunderts erschienenen Roman »Justine oder das Unglück der Tugend« beschreibt der Marquis de Sade eine Szene, in der seine Protagonistin zugegen ist, als ein Mann namens Roland sich mittels eines Seiles um seinen Hals bis zur Ejakulation stranguliert. Auch haben sich, damals wie heute, einzelne Prostituierte auf die kontrollierte Strangulation ihrer Kunden spezialisiert. So war der *Hanged Men's Club*, ein Londoner Bordell im viktorianischen England, über viele Jahre und weit über die Stadtgrenzen hinaus bekannt dafür, dass sich die Freier dort unter »kontrollierten Bedingungen« aufhängen lassen konnten, während die Prostituierten ihnen oral oder per Hand zu Diensten waren.

Die Szenerie am Leichenfundort von Christian Blank sprach in vielerlei Hinsicht für einen autoerotischen Unfall – der Kopf in der von der Decke hängenden Hundeleine, die Positionierung vor dem verspiegelten Schrank und natürlich die Verkleidung inklusive Penisring und Ledergeschirr um die Hoden. Obwohl also weder aus kriminalistischer noch aus rechtsmedizinischer Sicht ein Zweifel daran bestand, dass wir es hier mit einem autoerotischen Unfall zu tun hatten, erwirkte die zuständige Staatsanwältin eine richterliche Obduktionsanordnung. Grund war neben der halb geöffneten Balkontür die recht große Summe Bargeld auf dem Nachttisch, deren Herkunft bisher nicht ermittelt werden konnte.

Am Morgen des nächsten Tages lag der tote Christian Blank vor mir auf dem Sektionstisch. Neben der Staatsanwältin war auch der Kriminaloberkommissar zugegen.

Unser Hauptinteresse galt dem Gegenstand, den ich

am Tag zuvor bei der äußeren Leichenschau im Mund des Toten entdeckt hatte. Inzwischen hatte sich die Leichenstarre so weit gelöst, dass ich mit Zeigefinger und Daumen in den Mund fassen konnte – und einen schwarzen Gummiball von der Größe eines Golfballs zutage förderte. Der Gummiball war aufblasbar und gehörte zu einem nicht nur in Homosexuellenkreisen verwendeten *Sex Toy*, einem aufblasbaren Analdildo. Die übrigen Teile der Konstruktion – Gummischlauch und Blasebalg – hatten wir bereits am Tag zuvor unter dem Bett entdeckt; sie lagen jetzt in der Asservatentüte am Fußende des Obduktionstisches. An dem Gummiball aus dem Mund des Toten fand sich wie erwartet das dazugehörige Gegenstück zu dem kleinen Schraubgewinde an dem Schlauch. Zur Rekonstruktion des Geschehens verschraubte der Oberkommissar den Gummiball mit dem Schlauch, und ich legte den Ball zurück in den Mund des Toten. Die Funktionsweise des Sexspielzeugs war uns aus zahlreichen Fällen hinlänglich bekannt: Über den Blasebalg lässt sich der Ball am anderen Ende auf etwa Tennisballgröße aufpumpen. Dreht man den Blasebalg an seinem Schlauchende um 180 Grad, saugt man bei erneutem Pumpen die Luft wieder heraus. Ich hatte so eine Ahnung, was passiert war, und pumpte den Ball im Mund des Toten so weit auf, dass er die gesamte Mundhöhle ausfüllte. Anschließend zog ich kräftig an Blasebalg und Schlauch. Mit einem leisen Klicken löste sich der Gummischlauch trotz des hier angebrachten Schraubgewindes von dem Ball, der ungeachtet dessen nur sehr langsam seine Luft verlor.

Jetzt konnten wir problemlos rekonstruieren, was während der autoerotischen Betätigung von Christian Blank so gründlich schiefgelaufen war: Christian Blank hatte die Schlinge der Hundeleine so an dem Haken befestigt, dass sie in etwa 1,30 Meter Höhe unter der Zimmerdecke hing, genau vor der verspiegelten Front seines Kleiderschrankes. Kniend legte sich der knapp 1,80 Meter große Mann die Schlinge um seinen Hals. Damit die Schlinge sich fester zuzog, musste er seinen Oberkörper neigen, wahlweise vor-, rück- oder seitwärts. Vielleicht war ihm der »Kick« des Sauerstoffmangels nicht stark genug, oder vielleicht waren seine kognitiven Funktionen durch den Sauerstoffmangel auch schon zunehmend vernebelt. Jedenfalls steckte er sich während der Prozedur irgendwann den eigentlich zur Analdehnung vorgesehenen Gummiball in den Mund und pumpte ihn auf. Damit tamponierte er sich den Rachen regelrecht aus, bis die Atmung über Mund oder Nase unmöglich wurde. Die sofort eintretenden Erstickungsgefühle müssen ihn in Panik versetzt haben. Zum Ablassen der Luft über den Ventilmechanismus des Blasebalgs blieb ihm keine Zeit, also zog er an dem Gummischlauch. Doch statt damit den Ball aus dem Mund zu ziehen, riss er nur den Schlauch samt Schraubgewinde heraus. Wenige Sekunden später war der Punkt erreicht, an dem der Sauerstoffmangel in seinem Gehirn zu einer schlagartigen

Bewusstlosigkeit führte. Damit wurden jegliche Selbstrettungsversuche unmöglich. Auch von den Muskelkrämpfen während des Todeskampfes bekam Christian Blank nichts mehr mit.

Die eigentlichen Obduktionsbefunde bestätigten den Tod durch Erhängen: massiv überblähte Lungen, punktförmige Einblutungen auch im Lungenfell beider Lungenflügel sowie Blutungen unter dem vorderen Bandapparat der Lendenwirbelsäule. Letztere entstehen nur bei vitalem Erhängen.

Als ich Unterhautfettgewebe und Muskulatur der Oberarme freilegte, zeigten sich dort keine frischen Hämatome, wie sie zu erwarten gewesen wären, hätte jemand den Bewusstlosen oder Getöteten gepackt, um mit Hilfe der Hundeleine einen Suizid durch Erhängen vorzutäuschen. Auch fanden wir keine äußeren Verletzungen, die auf ein Kampfgeschehen vor dem Tode hingedeutet hätten. In den später im Labor untersuchten Abstrichen aus Mund und Anus konnten wir weder Sperma noch Fremd-DNA nachweisen, so dass sich auch hierbei keine Anhaltspunkte für die Anwesenheit eines weiteren Sexualpartners ergaben.

Nach rechtsmedizinischen Studien ereignen sich in Deutschland jährlich etwa sechzig bis achtzig tödliche autoerotische Unfälle. Allerdings ist das eine aus rechtsmedizinischen Obduktionsstatistiken abgeleitete Hochrechnung. Die wirkliche Anzahl liegt wahrscheinlich weitaus höher, da die Dunkelziffer nicht abschätzbar ist. Das Thema ist einfach zu sehr mit Scham besetzt. Die meisten Menschen, die einen Freund oder Angehörigen nach einem autoerotischen Unfall finden, reagieren nicht wie Georg Blank, der sofort die Polizei verständigt hatte. Nicht selten werden aus Scham und Angst vor Gerede zunächst Veränderungen am Leichenfundort vorgenommen, um das Geschehene zu verheimlichen. Manchmal wird nicht nur jegliches Strang- oder Fesselwerkzeug entfernt, sondern der Tote auch in eine ganz andere Position oder gar in einen anderen Raum gebracht. In der rechtsmedizinischen Literatur sind zahlreiche Fälle beschrieben, bei denen Angehörige den Toten zwar nicht aus dem Strangwerkzeug genommen, ihm aber die Reizwäsche ausgezogen hatten. Ich selbst kenne einen Fall, bei dem der Sohn des bei einem autoerotischen Unfall Gestorbenen versuchte, das Geschehene als sexuell motiviertes Tötungsdelikt aussehen zu lassen. Dabei scheiterte die Umsetzung aber an der Durchführung, denn Rechtsmediziner und Mordkommission haben immer einen entscheidenden Vorteil: Kaum ein Mensch weiß, wie der Tatort bei einem echten sexuell motivierten Tötungsdelikt im Detail aussieht. Entsprechend schnell offenbaren sich die Fehler, die sich aus diesem Unwissen zwangsläufig ergeben, weshalb kein Profi auf eine solche falsche Fährte hereinfällt.

Angehörige oder andere Personen, die den Verstorbenen finden, vermuten dagegen nicht selten ein Tötungsdelikt. Das ist nur allzu verständlich. Zum einen wird die Neigung zu autoerotischer Betätigung fast immer vor dem persönlichen Umfeld geheim gehalten, zum anderen mutet die Szenerie nach einem autoerotischen Unfall für Nichteingeweihte naturgemäß bizarr und befremdlich an.

Das wahrscheinlich prominenteste Opfer eines autoerotischen Unfalls in jüngerer Zeit war der US-amerikanische Schauspieler David Carradine, der im Juni 2009 im Alter von 72 Jahren mit einer Schlinge um den Hals und einer (Selbst-)Fesselung im Genitalbereich tot im Kleiderschrank seiner Suite in einem Hotel in Bangkok aufgefunden wurde. Groteskerweise hatte sein Vater John Carradine, der ebenfalls Schauspieler war, ihm viele Jahrzehnte zuvor einmal geschrieben: »Tu nichts, wobei du nicht tot erwischt werden willst.« Der Fall hat durchaus Parallelen mit dem Tod von Michael Hutchence, dem legendären und für sein exzessives Leben bekannten Sänger der australischen Rockband INXS. Er wurde 1997 in Sydney, ebenfalls in einem Hotelzimmer, erhängt aufgefunden. Auch wenn die genauen Umstände seines Todes und Details zum Leichenfundort nicht mit letzter Sicherheit aufgeklärt beziehungsweise publik gemacht wurden, hält sich seither hartnäckig das Gerücht, es sei kein Suizid gewesen, sondern auch Hutchence sei Opfer autoerotischer Betätigung geworden.

Interessanterweise sind autoerotische Todesfälle von Frauen eine absolute Seltenheit. Nur jedes fünfzigste bis hundertste Opfer autoerotischer Betätigung, das in der Rechtsmedizin untersucht wird, ist eine Frau. Warum das so ist, darüber kann man nur spekulieren. Vielleicht liegt es daran, dass viele Frauen von Natur aus vorsichtiger sind als Männer und sich ungleich seltener gefährlichen Situationen aussetzen. Vielleicht sind sie aber einfach auch nur ein bisschen intelligenter als die meisten Männer.

Grausiges Geheimnis

Wochenlang hatte Anthea Tatarou die 42-jährige Corinna Joosten nicht mehr gesehen, als eines Morgens das Telefon klingelte. Die Hausverwaltung teilte ihr mit, dass ihre Nachbarin vor etwa drei Monaten »plötzlich gestorben« sei. Da in der Verwaltung niemand von einem Verwandten, Partner oder guten Bekannten wusste, den sie hätten kontaktieren können, bat der Mann am Telefon die gebürtige Griechin, die Einzimmerwohnung der Verstorbenen leer zu räumen. Anthea Tatarou hatte zwar zu der Frau in den zwei Jahren, in denen sie Tür an Tür gewohnt hatten, lediglich einen losen nachbarschaftlichen Kontakt gepflegt, erklärte sich aber dazu bereit.

Knapp zwei Wochen vor der geplanten Wohnungsübergabe an die Hausverwaltung wollte Anthea Tatarou endlich damit beginnen, die spartanisch eingerichtete Wohnung für die Räumung vorzubereiten. Als Erstes verstaute sie die wenigen Kleidungsstücke und andere Habseligkeiten in sechs Umzugskartons. Aus dem Internet hatte sie sich die Telefonnummer und Adresse einer Firma aus der Gegend herausgesucht, die mit kostenloser Entrümpelung und Entsorgung bei Wohnungsauflösung warb. Die benötigte jedoch eine detaillierte Auflistung der zu entsorgenden Gegenstände. Also begutachtete Anthea Tatarou das sparsame Mobiliar und notierte sich die wichtigsten Angaben. Nach einem kleinen Kleiderschrank, einem Beistelltisch und einer ausziehbaren Schlafcouch im Wohn- und Schlafzimmer, die sie auf ihre ungefähre Größe und Gewicht geschätzt hatte, wandte sie sich einem Hocker zu, der zu derselben Garnitur gehörte wie die Schlafcouch. Beim Anheben stellte sie verwundert fest, dass er weitaus schwerer war als erwartet, und als sie ihn abstellte, hörte sie ein ungewöhnliches Rumpeln, das aus seinem Innern zu kommen schien. Jetzt fiel ihr auch auf, dass in der Nähe des Hockers ein sehr unangenehmer süßlicher Geruch in der Luft lag, den sie vorher in der Wohnung so noch nicht wahrgenommen hatte. Sie hob den Hocker erneut an und schüttelte ihn etwas hin und her, soweit ihr dies bei seinem Gewicht möglich war. Wieder rumpelte es. Irgendetwas musste sich im Inneren des Hockers befinden. Ihre Neugier war geweckt. Sie drehte den Hocker auf die Seite und inspizierte die Unterseite. Der grobe Leinenbezug war ganz offensichtlich nicht der Originalbezug, da er einen völlig anderen Farbton hatte als der übrige Bezug und man stellenweise den ursprünglichen Stoff darunter sehen konnte. Was Anthea Tatarou noch stutziger machte, waren die unregelmäßig, schief und teilweise nur halb in den Holzstreben steckenden Tackerklammern, die außerdem wie neu wirkten. Warum hatte jemand den Polsterhocker von unten aufgeschnitten und anschließend so laienhaft verschlossen? Gleichzeitig hatte sie das sichere Gefühl, dass der unangenehme Geruch aus diesem Hocker drang.

Nach kurzem Zögern holte sie sich einen Schraubenzieher und fing an, die Tackerklammern zu lösen. Als sie genügend entfernt hatte, um den Leinenüberzug zur Hälfte umzuklappen, wurde der Gestank fast unerträglich. Es kostete sie große Überwindung, in den Hohlraum unter dem Bezug zu greifen. Zunächst holte sie ein Knäuel Holzwolle heraus. Dann tastete sie sich im Inneren des Hockers weiter vor und erfühlte eine stramm verschnürte Plastiktüte. Sie traute sich nicht, sie herauszuholen, sondern drückte ein paar Mal darauf herum. Dann zog sie erschrocken ihre Hand zurück. Sie verließ die Wohnung, um Jacke und Wagenschlüssel von nebenan zu holen, und machte sich umgehend auf zur nächsten Polizeiwache.

Polizeihauptmeister Wolfgang Kannenberg war nicht der Einzige, der mit seiner Arbeit innehielt, als die Tür zur Wache aufging. Im Laufe eines Arbeitstages geht die Tür einer Polizeiwache oft auf und zu, das allein war kein Grund, sich verdutzt umzudrehen. Nur sah der Polizist aus dem Augenwinkel, dass ein sperriges Möbelstück zur Tür hereinbugsiert wurde: würfelförmig, gemustert und bestimmt sechzig Zentimeter hoch, breit und lang – offenbar der Hocker einer Polstergarnitur. Dass es sich hier nicht um die Anlieferung von Büroausstattung handelte, verriet ihm schon der Blick auf die zierliche Frau, die sich mit dem Hocker abmühte und sich hilfesuchend umsah. Schnell war ein Freund und Helfer gefunden, und als der Uniformierte den Polsterhocker, der aus der Nähe ziemlich ramponiert aussah, an einem geeigneten Platz abgesetzt hatte, widmete sich der Polizeihauptmeister der Dame, die ganz offensichtlich in heller Aufregung war.

Kannenberg musste innerlich schmunzeln. Solche kleinen Kuriositäten gab es zwar nicht jeden Tag zu bestaunen, aber in seinen vierunddreißig Jahren als Polizeibeamter hatten die Leute noch ganz andere, größere, schwerere und auch viel merkwürdigere Dinge bei der Polizei angeschleppt. Jetzt hielt er es für das Beste, die Frau erst einmal mit in sein Dienstzimmer zu nehmen, wo es weniger hektisch zuging, damit sie sich dort etwas beruhigte. Doch bevor er sie auch nur begrüßen konnte, sagte die Frau mit leichtem Akzent: »Ich glaub, da sind Knochen drin.«

Knochenfunde sind an sich nichts Ungewöhnliches. Nahezu täglich bekommen wir in der Rechtsmedizin »Skelettfunde« und »Leichenteile« angeliefert, die eifrige Spaziergänger entdeckt und zur Polizei gebracht haben. Bisweilen entpuppen sich diese dann als Rinder- oder Hirschknochen, tierische Innereien, die nach illegalen Schlachtungen einfach in einer Grünanlage ebenso gesetzwidrig entsorgt wurden, oder Reste von Schlacke, die auf den ersten Blick wie verbrannte Knochenstücke aussehen.

Auch wenn in einer Metropole wie Berlin nahezu täglich authentische Skelettfunde, meist im Rahmen von Tiefbauarbeiten, gemacht werden, sind nur wenige davon der Beginn eines echten Kriminalfalles. In der Mehrzahl der Fälle handelt es sich dabei um menschliche Überreste aus längst vergangenen Zeiten, vor allem von deutschen oder russischen Soldaten – allein in den letzten zwei Wochen des Zweiten Weltkriegs gab es bei der Schlacht um Berlin 170 000 Gefallene. So seltsam sich das anhört: Berlins Erdboden ist voll von Skeletten und Knochen aus dieser Zeit.

Verpackt in großen Plastiksäcken werden einige Hundert Skelettfunde jährlich in unser Institut gebracht. Bei jedem einzelnen Fund muss dann zunächst von uns geklärt werden, ob es sich dabei um menschliche Knochen handelt. Falls ja, versuchen wir die »Liegezeit« einzuschätzen: Lagen sie schon viele Jahrzehnte im Erdreich, oder sind sie erst kürzlich dort vergraben worden? Denn es ist ja nicht auszuschließen, dass ein entdecktes Skelett zu einem noch aktuellen Vermisstenfall gehört. Verlässliche Angaben darüber zu machen, wie lange Knochen bereits unter der Erde lagen, ist allerdings nicht immer ganz einfach. Das liegt vor allem daran, dass der »Verwitterungszustand« von Knochen auch ganz erheblich von der Beschaffenheit, vor allem der Feuchtigkeit des

Erdreichs beeinflusst wird, in dem sie gelegen haben. Und diese Beschaffenheit wiederum ist witterungsbedingt und nicht beständig.

Aber manchmal kommen einem bestimmte Umstände entgegen, so wie vor kurzem, als bei Straßenbauarbeiten in Berlin-Mitte in sechzig Zentimetern Tiefe das vollständige Skelett einer jüngeren Frau entdeckt wurde. Da das Skelett oberhalb von Wasserrohrleitungen lag, die erst 1973 dort gelegt worden waren, konnte die junge Frau also nicht vor 1973 dort vergraben worden sein. Bekleidungsreste, die uns manchmal wertvolle Anhaltspunkte liefern, gab es keine. Das konnte zweierlei bedeuten: Entweder war die Kleidung dem Zahn der Zeit zum Opfer gefallen, oder die Leiche der jungen Frau war unbekleidet dort verscharrt worden.

Solange wir nicht ausschließen können, dass gefundene Knochen zu einer gegenwärtig vermisst gemeldeten Person gehören, bemühen wir uns in der Rechtsmedizin um eine mögliche Identifizierung. Dafür erstellen wir anhand der uns vorliegenden Skelettteile beziehungsweise Knochenstücke ein »anthropologisches Profil«, das die Kriminalpolizei anschließend mit ihrer Vermisstenkartei abgleicht. Aufgrund sehr vielfältiger und verschiedener Kriterien, wie zum Beispiel der Vermessung der Länge oder des Umfangs bestimmter Knochenabschnitte oder der Beurteilung von Gelenken und Knochenvorsprüngen, an denen Muskel ihren Ursprung nehmen, können wir auf das Geschlecht, das ungefähre Alter zum Zeitpunkt des Todes, die Körpergröße, den Körperbau und in einem Teil der Fälle sogar auf bestimmte Erkrankungen schließen. Besonders wichtig ist die Untersuchung und Dokumentation der Zähne, falls vorhanden. Nicht nur kann der sogenannte Zahnstatus mit den zahnärztlichen Befunden vermisster Personen verglichen werden, die ins engere Raster passen. Aufgrund der Art und des Materials von Füllungen, Kronen, Inlays oder Brücken können wir häufig auch etwas zur ethnischen Herkunft des Toten sagen, denn die Zahnarbeiten in Deutschland unterscheiden sich beispielsweise erheblich von denen in osteuropäischen Ländern, was die verwendeten Materialien und die Art der Ausführung angeht.

Selbstverständlich untersuchen wir Skelettfunde nicht nur auf Hinweise für eine mögliche Identifizierung, sondern auch auf Verletzungen. Finden sich Frakturen oder andere Beschädigungen an den Knochen, ist das aber noch lange kein Indiz für ein Verbrechen. Zunächst muss die Frage beantwortet werden, ob die Verletzungen überhaupt zu Lebzeiten des Betreffenden entstanden sind oder bei der Auffindung beziehungsweise Bergung. Typische »Bergungsartefakte«, wie wir entsprechende Verletzungen nennen, sind beispielsweise runde Einschläge, wie sie Spitzhacken am knöchernen Schädeldach verursachen können – und die man nicht mit ähnlich aussehenden Schussverletzungen verwechseln darf –, sowie Kerben und Scharten an den Arm- und Beinknochen, die oft von Spatenstichen beim Aushub der Erde herrühren. Sobald wir feststellen, dass vorhandene Knochenverletzungen zu Lebzeiten entstanden sind, machen wir uns daran, die Art der Gewalteinwirkung herauszufinden. Denn wenn sich diese als todesursächlich herausstellt – oder zumindest als wahrscheinliche Todesursache –, wird der Skelettfund tatsächlich ein Fall für die Mordermittler. Das allerdings ist bei all den Knochenfunden die absolute Ausnahme.

Und oft müssen wir uns nicht einmal die eben beschriebene Arbeit machen – weil sich die Objekte, die uns zuvor als »Leichenfunde« angekündigt wurden, schon auf den ersten Blick als etwas ganz anderes herausstellen. So zum Beispiel in dem Fall eines vermeintlichen Fötus, der von einer Passantin in einer Toreinfahrt in Berlin-Mitte gefunden worden war. Der entpuppte sich bei uns im Institut als wenige Zentimeter großer Gummi-Alien, wie er von Spaßvögeln auf der ganzen Welt zu Halloween als Dekoration verwendet wird. Aber auch nicht jeder tote kindliche Körper, der sich als echt herausstellt, muss zwangsläufig bedeuten, dass sich hier ein Verbrechen abgespielt hat. So fanden zum Beispiel im März 2009 Jugendliche in einem Müllcontainer in Berlin-Lichterfelde einen in einem Glas mit Formalin eingelegten Fötus von knapp vierzig Zentimeter Länge. Wie sich herausstellte, stammte er aus dem Fundus einer nahe gelegenen Frauenarztpraxis. Der Fötus war ein fast hundert Jahre altes Sammlungsstück, das der Arzt vor sehr langer Zeit zusammen mit der Praxis von seinem

Vorgänger übernommen hatte und das bei der Auflösung nicht sachgemäß entsorgt worden war.

Vor diesem Hintergrund ist es kein Wunder, dass Polizeihauptmeister Kannenberg sich von dem vermeintlichen Knochenfund, wegen dem die junge Frau das schwere Möbelstück angeschleppt hatte, nicht aus der Fassung bringen ließ. Allerdings versprach er, sich die Sache gleich anzusehen, und bat zwei Uniformierte, den Hocker in sein Dienstzimmer zu tragen. Er war fest überzeugt, der Frau schon bald ihre Besorgnis nehmen zu können, ohne daraus einen polizeilichen Vorgang mit all dem damit verbundenen »Schreibkram« machen zu müssen. In seinem Büro angekommen, bat er sie, sich zu setzen, und untersuchte den gepolsterten Hocker, der jetzt kopfüber, mit der Sitzfläche nach unten, auf dem Teppich stand. Mit einer Schere öffnete er das erste der vier in Plastiktüten eingewickelten und mit schwarzem Klebeband fest verschnürten Päckchen und schreckte augenblicklich vor dem Gestank zurück. Als er sich überwand, einen Blick zu riskieren, sah er zunächst nur eine undefinierbare grünbraune Masse. Als er dann daneben einen winzigen Kopf entdeckte, zusammen mit Hals, Brust und einem Arm, wich ihm augenblicklich sämtliche Farbe aus dem Gesicht. Sofort verschloss er den Beutel wieder, riss das Fenster auf und ging zum Telefon, um die Mordkommission zu alarmieren.

Im Institut für Rechtsmedizin sahen wir bereits dem

Feierabend entgegen, als der zuständige Beamte der Mordkommission uns darüber informierte, dass mehrere Pakete mit kindlichen Leichenteilen, zum Teil nur noch Knochen, auf dem Weg zu uns waren. Da ich den Mordermittler gut kannte, ahnte ich, dass die Sache ernst war. Dieser Verdacht bestätigte sich, als wir eine knappe Stunde später den Fund in vier Stahlwannen vor uns ausbreiteten.

Vor uns lagen die sterblichen Überreste von mehreren sehr kleinen Kindern, jeweils in unterschiedlichen Stadien von Leichenfäulnis, Verwesung und Skelettierung.

Von zwei Kindern waren nur noch blanke Knochen übrig, an den Knochen des dritten Kindes hing noch vereinzelt aufgeweichtes Gewebe. Die Babyleiche in dem vierten Päckchen, in demjenigen, das Polizeihauptmeister Kannenberg inspiziert hatte, war trotz Fäulniserscheinungen als Einzige deutlich als solche zu erkennen. Neben Rumpf mit Kopf, Hals und rechtem Arm fanden wir noch große Teile des Beckens und des rechten Beines.

Keiner von uns konnte sein Entsetzen verbergen, aber nachdem wir eine Weile schweigend auf den Sektionstisch gestarrt hatten, machten wir uns an die Arbeit. Als Erstes ordneten wir in den dafür gebräuchlichen Edelstahlwannen die blanken Knochen aus den ersten beiden Päckchen nach Körperteilen, um festzustellen, ob Knochen fehlten oder überzählige Knochen vorhanden waren – also nicht alle zu ein und demselben Kind gehörten. Dabei suchten wir gleichzeitig systematisch nach Verletzungsspuren, die uns vielleicht einen Hinweis auf die Todesursache geben könnten. Das Resultat: Beide Päckchen enthielten die sterblichen Überreste jeweils eines Kindes, Verletzungsspuren fanden sich keine.

Anschließend widmeten wir uns der noch weitgehend erhaltenen Babyleiche, um vielleicht Hinweise auf etwaige Organmissbildungen oder Erkrankungen zu erhalten. Doch die inneren Organe einschließlich des Gehirns erwiesen sich als zu aufgeweicht für eine nähere Untersuchung. Nachdem wir uns überzeugt hatten, dass auch die noch intakten Hautpartien keine Defekte aufwiesen – zum Beispiel als Folge von Stichverletzungen –, präparierten wir die Knochen des dritten und vierten Kindes: d.h., wir befreiten sie von allem Weichgewebe und reinigten sie gründlich, aber behutsam. Wie schon zuvor bei den beiden vollständig skelettierten Kindern entdeckten wir auch hier keinerlei Verletzungsspuren.

Schließlich berechneten wir aus der Länge der Oberschenkelknochen jeweils die Körperlängen der einzelnen Kinder zum Zeitpunkt ihres Todes. Das kleinste der Kinder war gut 48 Zentimeter, das Größte 54 Zentimeter lang gewesen. Das bedeutete, dass jedes von ihnen zum Zeitpunkt des Todes entweder bereits geboren oder zumindest kurz davor gewesen war, auf die Welt geholt zu werden. Ob männlich oder weiblich, konnten wir nicht feststellen, aber das würde uns später die DNA-Analyse beantworten können.

Aus den unterschiedlichen Stadien postmortaler Leichenveränderung – Leichenfäulnis, Verwesung, Teilskelettierung, vollständige Skelettierung – konnten wir schließen, dass die Kinder zu unterschiedlichen Zeiten gestorben waren. Woran oder unter welchen Umständen, ließ sich nicht mehr feststellen. Auch konnten wir nicht sagen, ob sie lebend oder bereits tot zur Welt gekommen waren oder wie lange ihr jeweiliger Tod zurücklag. Fest stand lediglich, dass alle vier Kinder mindestens bis zur Geburtsreife entwickelt waren.

Im Sektionssaal konnten wir nichts weiter tun. Nun musste unsere Abteilung Forensische Genetik mittels DNA-Analysen klären, ob die verstorbene Corinna Joosten, in deren Wohnung ihre Nachbarin die Überreste der toten Babys entdeckt hatte, überhaupt die Mutter der toten Kinder war. Dies war zwar naheliegend, aber es mussten alle anderen denkbaren Möglichkeiten ausgeschlossen werden – etwa dass die Babys von Neugeborenenstationen entführt waren oder mit illegaler Adoptionsvermittlung in Zusammenhang standen. Kurze Zeit später lieferte das Labor die gewünschten Informationen. Dort hatten unsere Mitarbeiter ein DNA-Profil erstellt und mit den DNA-Proben aus Corinna Joostens Bad – Zahnbürste und Kopfhaare – verglichen. Das Resultat: Corinna Joosten war die Mutter aller vier Kinder, von einem Sohn und drei Töchtern. Bei der chemisch-toxikologischen Untersuchung der in zwei Fällen noch vorhandenen Gewebereste wurden jeweils Spuren eines verschreibungspflichtigen Schmerzmittels sowie eines starken Schlafmittels gefunden. Da diese Substanzen von dem mütterlichen Blutkreislauf auf das ungeborene Kind übergehen, bedeutete das, dass Corinna Joosten diese Medikamente während dieser beiden Schwangerschaften eingenommen haben musste.

Kurz nachdem wir in der Rechtsmedizin unsere Arbeit an dem Fall beendet hatten, waren auch die übrigen polizeilichen Ermittlungen abgeschlossen. Sie konnten die Geschichte hinter dem grausigen Fund jedoch nur sehr bruchstückhaft erzählen: Knapp drei Monate bevor Anthea Tatarou den Polsterhocker zum Polizeirevier trug, hatte sich ihre Nachbarin durch einen Sprung von einem zwölfstöckigen Bürogebäude im Zentrum Berlins das Leben genommen. Zu diesem Zeitpunkt war Corinna Joosten zweiundvierzig Jahre alt. In ihrer Handtasche, die sie in der Hand hielt, als sie sich in die Tiefe stürzte, steckte neben ihren Ausweispapieren auch ein Abschiedsbrief. Viele Einzelheiten standen nicht darin, doch endete er mit den Worten: »Ich habe eine schwere Last zu tragen«. Kurz nach ihrem Tod sagte ein Nachbar der Polizei gegenüber aus, er habe an der sonst auffallend schlanken Frau wenige Tage vor ihrem Tod einen Babybauch bemerkt und sie darauf angesprochen. Daraufhin habe sie ihm gesagt, sie hätte einen »Tumor im Bauch«. Dies war nach dem Tod von Corinna Joosten von den zuständigen Ermittlern als mögliches Suizidmotiv gewertet worden. Da es jedoch keine Hinweise auf eine mögliche Fremdeinwirkung gab, war seinerzeit keine Obduktion angeordnet worden, die hätte zutage fördern können, ob sie tatsächlich einen Tumor hatte – oder zum fünften Mal schwanger war.

Bei der Durchsuchung ihrer Wohnung, unter anderem mit einem Leichensuchhund, fanden sich keine weiteren Leichenteile, weder in dem zu der Couchgarnitur gehörenden Schlafsofa, noch in einem der Schränke. Allerdings schlug der Hund auf die Kühltruhe in der Küche an. Als der anwesende Beamte sie öffnete, stellte er fest, dass sie nicht nur vollkommen leer war, sondern zudem auffällig sauber. Nach Anthea Tatarous Angaben war die Kühltruhe bereits abgetaut und gereinigt gewesen, als sie die Wohnung ihrer Nachbarin zwecks Auflösung betreten hatte. Das dem Leichensuchhund antrainierte Zeichen – er hatte an der Truhe gekratzt – bedeutete allerdings unzweifelhaft, dass in dieser Kühltruhe entweder die sterblichen Überreste einer oder mehrerer Personen verstaut gewesen sein mussten oder zumindest Gegenstände, die mit verfaulendem menschlichen Gewebe in Kontakt gekommen waren.

Die Angaben von Anthea Tatarou, wie und wo sie die sterblichen Überreste der vier Kinder gefunden hatte, waren absolut glaubwürdig, zudem wurden ihre Angaben zu ihrem lediglich nachbarschaftlichen Verhältnis zu Corinna Joosten von ihrem Lebensgefährten bestätigt. Deshalb bestand gegen sie zu keinem Zeitpunkt auch nur ein Anfangsverdacht.

Auch wenn es keinen Beweis gab, gingen die Ermittler davon aus, dass Corinna Joosten die Babyleichen zwischenzeitlich in der Kühltruhe deponiert hatte.

Ich bin davon überzeugt, dass die Mutter der toten Kinder erst unmittelbar vor ihrem Suizid alle Leichen aus der Truhe genommen und im Hocker versteckt hat. Sicher dachte sie, dass nach ihrem Tode ihr gesamtes Mobiliar entsorgt werden würde, ohne dass noch jemand einen näheren Blick darauf warf. Doch weshalb wollte sie nicht, dass jemand die Leichen entdeckt, wo sie ohnehin vorhatte, in den Tod zu springen? Um sie selbst ging es dabei anscheinend nicht. Ging es vielleicht darum, dass die Väter nichts erfahren sollten?

Die Polizei konnte drei frühere Lebensgefährten aus den letzten acht Jahren ausfindig machen, deren Aussagen nach Corinna Joosten eine stille Frau gewesen war, die sehr zurückgezogen gelebt und häufig niedergeschlagen gewirkt habe, ohne über die Gründe zu sprechen. Keiner von ihnen wollte etwas von einer Schwangerschaft während ihrer Beziehung oder von früheren Schwangerschaften gewusst haben, aber alle drei Männer gaben freiwillig eine Speichelprobe zur Klärung einer möglichen Vaterschaft ab. Die DNA-Analysen ergaben, dass tatsächlich zwei der Männer Vater jeweils eines der toten Kinder waren.

Unweigerlich drängte sich mir die Frage auf, wie diese Männer sich gefühlt haben müssen, als sie durch die Polizei von dem Leichenfund und ihrer Vaterschaft erfuhren. Diese Männer müssen sich doch im Nachhinein gefragt haben, wieso Corinna Joosten ihnen damals ihre Schwangerschaft verheimlichte, wieso sie selbst überhaupt nichts davon bemerkten und wie es überhaupt so weit kommen konnte.

Der Anblick der vier Stahlwannen mit den sterblichen Überresten von vier Neugeborenen war für mich ein trauriger Höhepunkt in meiner beruflichen Laufbahn als Rechtsmediziner. Und er erinnerte mich an einen anderen Fall aus jüngerer Zeit, an dem ich zu meiner damaligen Erleichterung nicht beteiligt gewesen war:

Im August 2005 wurden auf dem Grundstück eines Einfamilienhauses im brandenburgischen Brieskow-Finkenheerd in Blumenkübeln, Eimern und anderen Behältnissen die sterblichen Überreste von insgesamt neun Neugeborenen gefunden. Die Kindesmutter hatte die Babys zwischen 1988 und 1999 zur Welt gebracht, sie nach der Geburt einfach nicht versorgt, bis sie gestorben waren, und sie dann verscharrt. Niemand aus ihrem näheren Umfeld, nicht einmal ihr Ehemann und Vater der Kinder, wollte etwas von den Schwangerschaften bemerkt haben.

Auch wenn dieser Fall in der deutschen Kriminalgeschichte einmalig ist, so ist er doch in einem zentralen Punkt keine Ausnahme: dem Auffinden gleich mehrerer toter Kinder. So fand man zum Beispiel im Januar 2007 in einem kleinen Ort in der Nähe von Erfurt bei Abrissarbeiten die sterblichen Überreste dreier Neugeborener in der Zwischendecke einer Garage. Im April 2007 öffnete ein 15-Jähriger, der bei seiner Mutter in Erfurt zu Besuch war, die Kühltruhe und entdeckte darin zwei Babyleichen. Im Dezember 2007 wurden drei tote Säuglinge im sächsischen Plauen geborgen – eines in einem Koffer im Keller von Verwandten der Mutter, die anderen beiden in einer Kühltruhe. Und im Mai 2008 entdeckte ein 18-Jähriger im nordrhein-westfälischen Wenden drei Babyleichen im Haus seiner Eltern, wieder in einer Tiefkühltruhe. Und auch in diesem Fall wollte der Ehemann nichts von den drei aufeinanderfolgenden Schwangerschaften seiner Frau bemerkt haben.

Wohl wegen der Fälle in Brandenburg, Thüringen und Sachsen deutete der Ministerpräsident von Sachsen-Anhalt, Wolfgang Böhmer, vor der Presse indirekt an, Mütter, die ihre Neugeborenen töten oder sterben lassen, seien vor allem ein ostdeutsches Phänomen. Zu erklären sei dies »vor allem mit einer leichtfertigen Einstellung zum werdenden Leben in den neuen Bundesländern«. Solche unreflektierten, populistischen Aussagen entbehren jedoch jeglicher statistischer Grundlage. Schon die Behauptung, in den neuen Bundesländern würden deutlich mehr Babyleichen gefunden, ist ungefähr so seriös, als würde man jemanden zum Mörder erklären, nur weil es sich kriminalistisch nicht ausschließen lässt, dass er irgendwann einmal an einem Tatort war. Fakt ist nämlich:

Es gibt überhaupt keine statistisch abgesicherten Erkenntnisse, dass der Anteil der Kindstötungen im Osten Deutschlands höher ist als im Westen. Das hat mehrere Ursachen. Tötungen Neugeborener durch ihre eigene Mutter werden in der Polizeilichen Kriminalstatistik nicht gesondert ausgewiesen. Zum Teil werden diese Fälle nach ihrer juristischen Bewertung in den entsprechenden Kategorien unter Mord und Totschlag zusammengefasst, können aber dort nicht als entsprechender Fall identifiziert werden. Auch die Todesursachenstatistik des Statistischen Bundesamtes ist bei der Suche nach Tötungen Neugeborener nicht hilfreich. Zwar sind dort alle kindlichen Todesfälle innerhalb des ersten Lebensjahres erfasst, doch werden nur sehr allgemeine Diagnosen wie »Ersticken unter der Geburt« oder »Sonstige ungenau oder nicht näher bezeichnete Todesursachen« angegeben. Dahinter können sich auch natürliche Todesfälle verbergen. Ein weiteres Problem: Die Dunkelziffer von *Neonatiziden* – so der Fachbegriff für das Töten eines Neugeborenen – ist sehr hoch, das führen uns allein schon die erst Jahre oder Jahrzehnte nach der eigentlichen Tat bekannt gewordenen Fälle immer wieder eindringlich vor Augen. Insofern würden amtliche Statistiken, selbst wenn sie verfügbar wären, nur ein bruchstückhaftes und damit verfälschtes Bild zur Häufigkeit dieser Delikte abgeben.

Während in Bezug auf genauere Analysen Vorsicht geboten ist, lässt sich eines mit absoluter Sicherheit sagen: Es gibt heutzutage sehr viel weniger Fälle von Neugeborenentötungen durch die eigene Mutter als früher. Die Rechtsmediziner vergangener Jahrhunderte hatten nahezu täglich mit aufgefundenen Babyleichen zu tun, und zu klären war dabei stets die Frage, ob es sich um eine Kindstötung oder die Folge einer illegalen Abtreibung handelte. Eine solche Fragestellung ist in unserer rechtsmedizinischen Praxis heute die Ausnahme. Das sieht man auch daran, dass in rechtsmedizinischen Lehrbüchern die Kapitel über die Obduktion und Untersuchung Neugeborener vor einigen Jahrzehnten noch mehrere Dutzend Seiten einnahmen, heute sind es nicht mal mehr eine Handvoll. Grund für die Abnahme von Kindstötungen ist die heute viel geringere Häufigkeit ungewollter Schwangerschaften aufgrund sexueller Aufklärung und verhältnismäßig sicherer Verhütung sowie die Möglichkeit des legalen Schwangerschaftsabbruchs. Sogenannte Babyklappen, auch wenn nicht unumstritten, sowie ein breitgefächertes soziales Netzwerk, das jungen alleinerziehenden Müttern heute in Deutschland zur Verfügung steht, haben ihr Übriges dazu beigetragen. Vor allem ist in unserer Gesellschaft die Schwangerschaft einer ledigen Frau kaum noch ein Thema, geschweige denn ein Stein des Anstoßes. In Zeiten, in denen unverheiratete Paare ebenso normal sind wie alleinerziehende Mütter und Väter, ist ein uneheliches Kind kaum noch ein Grund, seine Existenz zu verheimlichen oder auch nur zu verschleiern. Wie anders die Situation früher war, ist unter anderem Thema in Goethes *Faust*. Eindrucksvoll zeigt dies auch ein Zitat aus Otto Heinrich von Gemmingen-Hornbergs Schauspiel *Der deutsche Hausvater* von 1779: »Wenn Karl mich je verlassen kann, dann, es ist schrecklich, aber dann morde ich mit eigenen Händen das Kind, das ich von ihm bekomme, das wird mütterliche Wohltat sein, und laß mich dann öffentlich hinrichten. Was soll denn ein elternloses Kind, ein entehrtes Mädchen, auf dieser Erde tun?«.

Darüber, was heutzutage die Mütter dazu treibt, ihre Kinder sterben zu lassen oder gar zu töten, lässt sich nur spekulieren. Trotz der geänderten Umstände dürfte der häufigste Grund auch heute noch eine ungewollte Schwangerschaft sein, so unfassbar einem das aus aufgeklärter Sicht auch vorkommen mag.

Gleichzeitig fällt auf, dass in den meisten Fällen die Mütter sich offenbar nicht von den getöteten Kindern trennen mögen. Wie sonst wäre es zu erklären, dass die Babyleichen fast immer in ihrer unmittelbaren häuslichen Umgebung gefunden werden, meist in einer Kühltruhe, die auch noch die Fäulnis- und Verwesungsprozesse aufhält? Die Täterinnen hätten doch weit weniger zu befürchten, entdeckt zu werden, wenn sie ihre Opfer im Wald vergraben oder nachts auf einer Müllhalde entsorgen würden.

Während die zu vermutende emotionale Bindung der Mütter zu den toten Kindern schon fast etwas Tröstliches hat – wenn auch in äußerst geringem Maße –, ist eine weitere Gemeinsamkeit zwischen den genannten Fällen eher erschreckend: Die Tat wurde meist Jahre vor der Entdeckung der Leiche verübt. Nicht nur die Schwangerschaft konnten die jeweiligen Mütter vor ihrem Umfeld, die werdenden Väter eingeschlossen, verheimlichen. Es war offenbar auch nicht schwer, dafür zu sorgen, dass niemand die bei ihnen zu Hause versteckten Leichen entdeckte. Oder waren die betreffenden Frauen den Menschen in ihrem direkten sozialen Umfeld so gleichgültig, dass es gar keines großen Versteckspiels bedurfte?

Wenn ein getötetes Baby sehr bald gefunden wird, ist das jedoch keineswegs ein Beleg für mehr Fürsorge seitens der Mitmenschen. Das hatte mir schon ein anderer Fall eindrücklich vor Augen geführt:

Die Mutter der gerade einundzwanzig Jahre alt gewordenen Janina Leistner entdeckte in deren Zimmer eine Reisetasche. Da ihre Tochter weder einen Urlaub geplant noch gerade hinter sich hatte, wunderte sie sich. Also bückte sie sich zur Tasche, zog den Reißverschluss auf und entdeckte – eine Babyleiche.

Bei der anschließenden Obduktion stellte ich anhand der Leichenflecken und der Rektaltemperatur fest, dass das Kind zum Zeitpunkt seiner Entdeckung erst wenige Stunden tot gewesen sein konnte. Nicht zuletzt die frühzeitige Entdeckung des Kindes sorgte dafür, dass wir in diesem Fall – ganz anders als wenige Jahre später nach dem vierfachen Leichenfund im Polsterhocker von Corinna Joosten – die Geschichte hinter der Tat erfuhren, in all ihren deprimierenden Details.

Der Körper des toten Mädchens war mit einem dünnen Film aus angetrocknetem Blut und Fruchtschmiere bedeckt, am Nabel hing ein längeres Stück Nabelschnur – beides eindeutige Hinweise, dass es sich um ein Neugeborenes handelte.

In Fällen wie diesem, in denen der Eintritt des Todes noch nicht lange zurückliegt und noch keine Leichenfäulnisveränderungen eingetreten sind, soll die Obduktion vor allem zweifelsfrei klären, ob das neugeborene Kind »nach oder während der Geburt gelebt hat und ob es reif oder wenigstens fähig gewesen ist, das Leben außerhalb des Mutterleibes fortzusetzen«, wie es in § 90 der Strafprozessordnung heißt. Der Grund liegt auf der Hand: Für das weitere Todesermittlungsverfahren ist es von ganz erheblicher Bedeutung, ob ein Kind gesund oder zumindest lebensfähig auf die Welt kam und dann getötet wurde oder ob es bereits im Mutterleib oder bei der Geburt tot war.

Wie wir in diesem Kapitel bereits erfahren haben, kommt es noch immer vor, dass eine werdende Mutter die Schwangerschaft vor Verwandten, Freunden und sogar (oder erst recht) vor dem Kindesvater verheimlicht und wegen der Geheimhaltung auch keinerlei ärztliche Hilfe in Anspruch nimmt, weder bei der Überwachung der Schwangerschaft noch bei der Geburt. Entsprechend erhöht ist das Risiko, dass das Kind nicht lebend zur Welt kommt, sei es durch Komplikationen noch im Mutterleib oder bei der Geburt ohne professionelle Hilfe. Tritt ein solcher Fall ein, steht die Mutter vor der Wahl, entweder ihr – inzwischen grausiges – Geheimnis zu lüften oder die Leiche verschwinden zu lassen. In einem solchen Fall sieht der Gesetzgeber natürlich ein anderes Strafmaß vor als bei einem Tötungsdelikt.

Um zu klären, ob das Kind unmittelbar nach der Geburt noch gelebt hat, führen wir zunächst die »Lungenschwimmprobe« durch. Dazu werden die beiden Lungenflügel mittels einer speziellen Technik so aus den Brusthöhlen entfernt, dass beim Entnehmen keine Luft in die Luftröhre und Bronchien gelangt, was das Testergebnis verfälschen würde. Anschließend werden die Lungenflügel in eine Wanne mit Wasser gelegt. Hat das Kind außerhalb des Mutterleibes geatmet, sind die Lungenbläschen mit Luft gefüllt und damit entfaltet – die Lungen schwimmen auf der Wasseroberfläche. Gehen die Lungen im Wasser unter, sind die Lungen nicht belüftet, was zwangsläufig bedeutet, dass das Kind nicht geatmet hat und damit nach der Geburt nicht gelebt haben kann. Im Fall des Babys von Janina Leistner fiel die Lungenschwimmprobe positiv aus, das heißt: Es hatte nach der Geburt noch gelebt. Aber wir konnten noch mehr feststellen, und zwar mit Hilfe der »Magen-Darm-Schwimmprobe«. Zahlreiche Luftblasen im Magen und gesamten Dünndarm belegten, dass das Kind mindestens noch sechs Stunden nach der Geburt am Leben gewesen sein musste, da es so lange dauert, bis die Luft, die jedes Neugeborene direkt nach der Geburt verschluckt, den gesamten Dünndarm ausfüllt. Das Mädchen war 52 Zentimeter lang, wog 3360 Gramm, und der Kopf hatte einen Umfang von 35 Zentimetern. Zudem überragten die Fingernägel bereits die Fingerkuppen, und die feine Körperbehaarung, die bis kurz vor Ende der Schwangerschaft noch den gesamten Fötus bedeckt, war nur noch sehr gering im Bereich beider Schultern vorhanden. All das waren hinreichende »Reifezeichen«. In Verbindung mit der Tatsache, dass wir weder bei der Obduktion noch bei den späteren mikroskopischen und laborchemischen Untersuchungen irgendwelche gravierenden oder todesursächlichen Missbildungen oder Erkrankungen des Neugeborenen entdeckten, konnten wir zweifelsfrei feststellen, dass Janina Leistners Kind zum Zeitpunkt der Geburt lebensfähig gewesen war. Ein »intrauteriner Fruchttod«, also der Tod des Kindes im Mutterleib mit anschließender Fehlgeburt, konnte also ausgeschlossen werden.

Bei der späteren Gerichtsverhandlung trat ich als Gutachter auf. Bei dieser Verhandlung berichtete Janina Leistner unverblümt von ihrer Tat: Die ganze Zeit über hatte sie ihre Schwangerschaft vor ihren Eltern und ihrem damaligen Freund, dem Vater des Kindes, geheim halten können. Schließlich brachte sie das Kind ohne fremde Hilfe alleine in ihrem Zimmer in der Dreizimmerwohnung ihrer Eltern zur Welt – während die Eltern in einem anderen Zimmer waren. Nachdem sie die Nabelschnur mit einer Nagelschere durchtrennt hatte, wickelte sie das schreiende Kind in ein Handtuch und legte es in die Reisetasche, in der ihre Mutter dann die schreckliche Entdeckung machte.

Nach den eindeutigen Obduktionsresultaten und dem ausführlichen Geständnis der Angeklagten ging es im weiteren Verlauf der Verhandlung nur noch um das Strafmaß. Dabei wurde wie fast immer in solchen Fällen auch die Vorgeschichte aufgerollt. Auch wenn ich mittlerweile mit vielen Kindstötungen zu tun hatte, werde ich die unglaubliche Geschichte, die sich mir erst jetzt im Verlaufe dieser Gerichtsverhandlung eröffnete, niemals vergessen.

Janina Leistner war die älteste von drei Töchtern. Schon früh hatte sie darunter zu leiden, dass sie – anders als ihre beiden Schwestern – keinerlei elterliche Zuwendung und Zärtlichkeit erfuhr. Die Minderwertigkeitsgefühle, die sie durch diese Zurücksetzung entwickelte, wurden in der Pubertät noch verstärkt, weil sowohl ihre Mutter als auch ihr Vater vor ihr und anderen verkündeten, dass sie »ein schlechter Mensch« und »nichts wert« sei. Im Umgang mit Problemen gewöhnte sie sich recht bald an, diesen aus dem Weg zu gehen und sie gar nicht erst wahrzunehmen. Echte Freundinnen oder Freunde hatte sie während ihrer Kindheit nicht, auch ihre sozialen Kontakte zu Mitschülern beschränkten sich auf das

Nötigste. Im Alter von 15 Jahren wurde Janina das erste Mal schwanger, was sie allerdings erst im fünften Monat ihrer Schwangerschaft bemerkte. Ihre Reaktion erklärte vor Gericht der psychiatrische Sachverständige: Aufgrund ihrer für sich selbst entwickelten Strategie, Probleme als einfach nicht existent abzutun, verdrängte sie die Schwangerschaft komplett. Dadurch kam sie auch nicht in Gefahr, sich beispielsweise zu »verplappern«, was die Geheimhaltung – neben dem kaum zunehmenden Bauchumfang – zusätzlich erleichterte. Mit dem Vater ihres ungeborenen Kindes hatte sie zu dieser Zeit bereits keinen Kontakt mehr. Erst am Tage der Geburt, als die Wehen einsetzten, konnte sie ihren Zustand nicht mehr verheimlichen. Ihre Eltern brachten sie in ein Krankenhaus, wo sie einen gesunden Jungen gebar. Das Kind sah sie nach der Geburt nur ein einziges Mal. Das Angebot einer Säuglingsschwester, das Kind zu wickeln oder zu füttern, lehnte sie ab. Das Kind wurde in eine Pflegefamilie gebracht und später zur Adoption freigegeben. Mit siebzehn Jahren begann Janina Leistner eine Ausbildung. Die brach sie jedoch schon nach kurzer Zeit ab, wovon die Eltern in den darauffolgenden zwei Jahren wieder nichts mitbekamen. Mit achtzehn wurde sie erneut schwanger. Auch diese Schwangerschaft blieb unbemerkt. Weder ihren Eltern, bei denen sie immer noch lebte, noch ihrem damaligen Freund fiel irgendetwas auf. Ihr zweites Kind brachte sie, wie auch später ihr drittes Kind, das ich dann drei Jahre später obduzieren sollte, alleine und ohne fremde Hilfe in ihrem Zimmer in der Wohnung ihrer Eltern zur Welt. Nach der Geburt drückte sie dem schreienden Mädchen ein Kissen aufs Gesicht, bis es »Ruhe gab«, und versteckte es dann eingehüllt in eine Plastiktüte in derselben Reisetasche, in der ihre Mutter später das dritte Kind fand. Die Tasche verstaute sie in einem Kleiderschrank. Aber auch dieses Kind wurde von ihrer Mutter gefunden. Nach dem Ergebnis der damaligen rechtsmedizinischen Untersuchung und der Beweiswürdigung in der damaligen Gerichtsverhandlung war das Neugeborene in der Plastiktüte erstickt. Juristische Konsequenzen hatte die Tötung für Janina Leistner damals nicht, da der psychiatrische Sachverständige ihr Schuldunfähigkeit attestiert hatte. Seiner – für das Gericht überzeugenden – Ansicht nach sei diese Tat einzig und allein ihrer durch Kälte und Lieblosigkeit gekennzeichneten familiären Situation zuzuschreiben, sie selbst treffe an ihrem Handeln keine Schuld.

Mit zwanzig wurde sie ein drittes Mal schwanger, und wieder gelang es ihr, so der psychiatrische Gutachter, die Schwangerschaft erfolgreich zu verdrängen. Abermals schaffte sie es, ihren Zustand vor Eltern und (neuem) Freund zu verheimlichen, angeblich ohne dass auch nur jemand Verdacht schöpfte.

Während ich im Gerichtssaal saß und mir die Geschichte anhörte, musste ich mich zusammenreißen, nicht unentwegt den Kopf zu schütteln. Ganz unabhängig von den persönlichen Aussagen der Angeklagten und der völlig unbeteiligten, emotionslosen Art, in der sie diese machte, war das, was wir alle im Gerichtssaal zu hören bekamen, eine Geschichte unfassbarer Vernachlässigung – fürsorgliche Eltern übersehen ganz sicher keine Schwangerschaft ihrer Tochter, und erst recht nicht drei Mal in fünf Jahren.

Auch diesmal gelangte der psychiatrische Gutachter zu der Einschätzung, dass die Angeklagte zum Zeitpunkt der Tat nur vermindert schuldfähig war. Die Verteidigung erinnerte zudem daran, dass keine Wiederholungsgefahr bestand, da die angeklagte Janina Leistner sich nach ihrer Entlassung aus der Untersuchungshaft noch vor Prozessbeginn freiwillig hatte sterilisieren lassen. Das Gericht berücksichtigte beides und verurteilte Janina Leistner wegen Totschlag in einem minderschweren Fall zu einer zweijährigen Freiheitsstrafe, die zur Bewährung ausgesetzt wurde. In der Urteilsbegründung hieß es unter anderem: »Bei Anwendung des Strafrahmens aus § 213 StGB hat die Kammer zugunsten der Angeklagten berücksichtigt, dass sie sozialisationsbedingt den Schwangerschaften und Geburten nicht freudig entgegensehen und sich demgemäß verhalten konnte (...) Positiv war auch zu werten, dass die Angeklagte nach der Tat Einsicht in ihr Fehlverhalten gezeigt und durch die Sterilisation ausgeschlossen hat, dass es zu weiteren vergleichbaren Vorfällen kommen kann (...).«

Die Urteilsbegründung machte mich sprachlos – nach meinem Verständnis ist der Begriff »Fehlverhalten« für die Tötung zweier gesunder Neugeborener ein vollkommen unangebrachter Euphemismus. Auf der anderen Seite konnte und mochte ich mir aber auch nicht vorstellen, mit Eltern aufgewachsen zu sein, für die das eigene Kind nur lästig ist. Und deshalb bin ich nach wie vor froh darüber, dass mir als Rechtsmediziner lediglich die Aufgabe zukommt, naturwissenschaftliche Belege und Beweise für oder gegen eine Tatversion zu sammeln und nicht Recht sprechen zu müssen.

Anders als im Fall Janina Leistner weiß im Fall Corinna Joosten niemand Näheres über die Hintergründe. Vieles wird rätselhaft bleiben, ihre Geschichte wirft mehr Fragen auf, als sie beantwortet:

Was bewegte sie dazu, ihre Schwangerschaften vor ihren jeweiligen Lebensgefährten zu verheimlichen? Wann, wo und unter welchen Umständen brachte sie ihre Kinder zur Welt? War sie wieder schwanger, als sie sich in die Tiefe stürzte?

In der Welt, in der Corinna Joosten nicht zurechtkam und die sie freiwillig verließ, war auch für ihre Babys kein Platz. Brachte sie ihre Kinder alleine, völlig unbemerkt von ihrem persönlichen Umfeld zur Welt? Haben ihre Kinder gelebt? Und wenn ja, tötete sie sie gezielt oder ließ sie die Babys einfach unversorgt irgendwo in ihrer Wohnung liegen, bis sie starben?

Und was mochte Corinna Joosten dabei empfunden haben?

Was mir auch nach vielen Berufsjahren als Rechtsmediziner immer noch unbegreiflich ist, nicht nur in Fällen von Neugeborenentötungen, sondern auch, wenn es um jahrelang misshandelte Kinder oder überhaupt Opfer häuslicher Gewalt geht, die ich untersuchen muss: Wie kann es sein, dass von derartigen Geschehnissen, die sich meist über einen langen Zeitraum hinweg angebahnt haben, niemand in der Familie oder dem Freundeskreis oder der Nachbarschaft etwas mitbekommen haben will?

Gewichtige Bergung

Falls Sie in Berlin wohnen oder hier einmal zu Besuch sind und einen Transporter mit der Aufschrift »Gerichtsmedizin« auf Motorhaube und Heck entdecken, können Sie sich die Fracht denken. Womit Sie sich immer beruhigen können: Vielleicht ist er ja (noch) leer.

Bei uns in Berlin haben wir drei solche geschlossenen Leichentransporter, ein vierter ist bestellt. Der wird dann auch nicht mehr grün sein, sondern wie die neuen Fahrzeuge der Polizei blau mit Silbergrau. Jeder der Transporter hat vier Bahren, die sich herausnehmen lassen. Dadurch können nicht nur mehrere Opfer eines Verbrechens gleichzeitig transportiert werden, sondern auch Verstorbene von verschiedenen Fundorten, was besonders in einer großen Stadt wie Berlin von Vorteil ist. Eine Kühlung ist wegen der relativ kurzen Wege nicht nötig, doch gibt es eine Entlüftung im Dach.

Pro Jahr werden in der Bundeshauptstadt von unserem Fahrdienst durchschnittlich 2500 Leichen transportiert. Die Fahrer rücken zwischen drei- und zehnmal pro Schicht aus. Eine spezielle Ausbildung braucht man für den Job nicht, was aber nicht heißt, dass jeder geeignet wäre. Für eine Bewerbung benötigen Sie auf jeden Fall einen Führerschein Klasse 3 und eine »weiße Weste«, also ein Führungszeugnis ohne Vorstrafen. Zudem ist neben der Fähigkeit, am Leichenfundort der Situation gemäß aufzutreten, auch körperliche Fitness gefragt, denn nicht überall, wo Leichen gefunden werden, gibt es einen Aufzug.

Und manchmal geraten auch die besttrainierten Fahrer an ihre Grenzen.

Vier Jahre bevor Leonardo DiCaprio als Jack Dawson mit der *Titanic* unterging und zehn Jahre bevor Johnny Depp als Pirat Jack Sparrow den *Fluch der Karibik* am eigenen Leib erfuhr, spielten die beiden Schauspieler 1993 in dem Film *Gilbert Grape – Irgendwo in Iowa* zwei Brüder: Gilbert (Depp) kümmert sich nach dem Suizid des Vaters um den jüngeren und geistig behinderten Arnie (DiCaprio). Doch um diese beiden geht es hier nicht. Mir geht es um die Mutter, Bonnie Grape, die seit dem Tod ihres Mannes nicht mehr das Haus verlassen hat. Auch vom Sofa erhebt sie sich selten, denn mit ihren über 250 Kilo ist sie ohnehin nicht in der Lage, irgendwelche Hausarbeiten zu verrichten. Am Abend von Arnies achtzehnten Geburtstag beschließt sie zur Feier des Tages, die Nacht in ihrem Bett in der oberen Etage zu verbringen. Zwar schafft sie es unter allergrößten Mühen nach oben, doch diese Strapazen überlebt sie nicht.

Statt einen Arzt zu rufen, der den Totenschein ausstellt

– als Todesursache hätte er sehr wahrscheinlich »Herzversagen« oder »Lungenembolie« eingetragen –, macht Gilbert sich Sorgen über den Abtransport seiner extrem übergewichtigen Mutter: Vielleicht müsste man die Tote mit einem Kran aus der oberen Etage hinunterhieven, und die ganze Nachbarschaft würde zusehen. Gilbert will sie aber nicht der Lächerlichkeit preisgeben, deshalb fasst er einen ungewöhnlichen Entschluss: Gemeinsam mit seinen Geschwistern räumt er das Mobiliar aus dem Haus und brennt das Gebäude nieder.

Eine drastische Maßnahme, zu der im wahren Leben sicherlich kaum jemand greifen wird, zumindest nicht, wenn es sich wie hier um den natürlichen Tod eines engen Familienmitgliedes handelt. Bei Tötungsdelikten, die der Täter durch Brandstiftung verdecken möchte, kommt so etwas dagegen durchaus vor.

Nichtsdestotrotz – die Gedanken, die Gilbert Grape sich um die Bergung seiner Mutter gemacht hat, sind durchaus berechtigt, wie die folgenden zwei Beispiele zeigen.

Der 31-jährige Thorsten Kaiser war von seiner Mutter, die ihn regelmäßig mit den Dingen des täglichen Bedarfs und ganz besonders mit Lebensmitteln versorgte, tot im Bett seiner Berliner Einzimmerwohnung aufgefunden worden. Ähnlich wie Bonnie Grape hatte er aufgrund seines extremen Übergewichts die Wohnung seit vielen Jahren nicht mehr verlassen und sein Leben überwiegend im Bett liegend vor dem Fernseher verbracht. Bei seinem Tod wog Thorsten Kaiser 290 Kilogramm. Der von der Mutter hinzugerufene Arzt hatte nach der Leichenschau vor Ort auf der Todesbescheinigung (der Begriff »Leichenschauschein« wird übrigens synonym verwendet) das Feld »Todesursache« frei gelassen und als Todesart »ungewiss« angekreuzt. Das hieß, dass sich bei der Leichenschau keine objektiven Befunde ergeben hatten und dem Arzt nicht hinreichend Informationen zur medizinischen Vorgeschichte des Verstorbenen vorlagen, um festzustellen, woran der Mann gestorben war. Es konnte sich also sowohl um einen Tod aus natürlicher Ursache als auch um eine Vergiftung oder einen spurenarmen gewaltsamen Tod handeln. In Fällen, in denen die Todesart als »ungewiss« klassifiziert wird, ist der Arzt entsprechend dem Bestattungsgesetz verpflichtet, die Leichenschau abzubrechen, den Leichnam und Leichenfundort nicht weiter zu verändern und die Polizei zu informieren.

Da auch die polizeilichen Ermittlungen vor Ort keine wesentlichen Erkenntnisse zu den möglichen Todesumständen des Mannes ergeben hatten, entschied man sich dafür, den Leichnam zur Obduktion ins Institut für Rechtsmedizin zu bringen. Meine Kollegen fanden dann bald die tatsächliche Todesursache – in Form eines unzerkauten Fleischbrockens. Das Stück Frikadelle war größer als die schwedischen Fleischbällchen, die berühmten Köttbullar, die man bei Ikea essen kann, und so fest im Kehlkopfeingang eingeklemmt, dass es den Eingang in die Luft- und Speiseröhre vollständig verschloss. Der Fachausdruck dafür lautet *Bolustod* (griechisch *Bolos* = Klumpen, Kloß, Ball), im Volksmund sagt man auch »Bockwurstbudentod« und speziell in der Hauptstadt »Berliner Bulettentod«.

Dabei tritt der Tod nicht, wie man annehmen könnte, durch Ersticken ein, sondern durch einen plötzlichen Herzstillstand, ausgelöst durch eine abrupte Reizung der direkt unter der Kehlkopfschleimhaut liegenden Nervengeflechte. Damit handelt es sich hierbei um einen reflektorischen Herzstillstand durch Reizung von Halsnerven. Die meisten Bolustode ereignen sich bei zu hastiger Nahrungsaufnahme, häufig bei Personen, die zudem noch erheblich alkoholisiert sind. Meist ist der *Bolus* ein zu großes, nicht ausreichend zerkautes Stück Fleisch, das aufgrund seiner Größe weder heruntergeschluckt noch wieder ausgewürgt werden kann, wenn es erst einmal im Kehlkopfeingang feststeckt. Es ist also durchaus ratsam, Anweisungen der Eltern wie »Iss langsam« oder »Sprich nicht mit vollem Mund« ernst zu nehmen und diese auch später als Erwachsener nicht zu vergessen, nicht nur im Hinblick auf gutes Benehmen und Tischetikette, sondern auch des eigenen Überlebens willen.

Die Obduktion war also keine besondere Herausforderung für die Rechtsmedizin, der vorherige Transport des Toten durch unseren Kraftfahrdienst dagegen sehr wohl. Dazu hatten wir im Vorfeld die Feuerwehr zwecks

»Amtshilfe« angefordert, da klar war, dass die Bergung des Toten kein leichtes Unterfangen werden würde. Doch auch die Mannschaft eines gesamten Löschzugs der Berliner Feuerwehr konnte gemeinsam mit unseren Mitarbeitern den Toten nicht bergen. Die Feuerwehrmänner hatten den Türrahmen der Schlafzimmertür entfernt und die Türöffnung mittels eines Vorschlaghammers so erweitert, dass der Körper des Mannes mit der vereinten Kraft von sechs Männern in einem Bergungsnetz der Feuerwehr in den Flur der Wohnung gezogen werden konnte.

Doch dann hatte sich ein neues Problem ergeben: Die Öffnung der Wohnungstür konnte nicht in der gleichen brachialen Weise erweitert werden, denn aufgrund der Statik des Hauses hätte eine solche Maßnahme die ganze Etage samt den darüber liegenden Etagen zum Einsturz bringen können. Also wurde bei der Feuerwehr erneut Verstärkung angefordert, diesmal in Form eines Kranwagens. Zu guter Letzt musste die gesamte Straße vor dem Wohnhaus für mehrere Stunden gesperrt werden, um den schwergewichtigen Verstorbenen mit dem Kranwagen über die breite Fensterfront des Wohnzimmers zu bergen – eine Szene, die Gilbert Grape seiner Familie hatte ersparen wollen. Und der Leichnam passte erst durch die Fensteröffnung, nachdem auch sie mit dem Vorschlaghammer entsprechend vergrößert worden war.

In einem anderen Fall dachten die für den Transport zuständigen Bestatter, man könnte die »gewichtige Bergung« des 235 Kilogramm wiegenden Leichnams ohne den schweißtreibenden Einsatz von Körperkraft umgehen. Der 58 Jahre alt gewordene Mann war kein Fall für die Rechtsmedizin, denn der leichenschauende Arzt hatte ihm einen natürlichen Tod – Herzinfarkt – attestiert. Der Tote lag in dem nur vier Quadratmeter großen Badezimmer seiner Einzimmerwohnung, eingeklemmt zwischen Toilettenbecken und Waschtisch. Den Mitarbeitern des beauftragten Bestattungsunternehmens war die Bergung des Mannes aus dem kleinen Badezimmer auch nach Demontage von Toilette und Waschtisch nicht gelungen, da die kräftig ausgeprägte Totenstarre des Mannes ihn in einer gekrümmten Haltung derart fixiert hatte, dass der Körper nicht durch die Badezimmertür passte. So kamen die vor Ort anwesenden Bestatter auf die Idee, die Rechtsmedizin zu verständigen und um Unterstützung durch die diensthabende Ärztin zu bitten: Sie sollte den Leichnam im Badezimmer für den Abtransport fachgerecht zerteilen!

Dieses Ansinnen war natürlich gleich aus mehreren Gründen völlig irrwitzig. Erst einmal widerspricht es jeder Ethik, einen Menschen nach seinem Tod in transportgerechte Stücke zu zerteilen. Zudem gibt es verschiedene Länder- und Bundesgesetze, die ein solches Vorgehen verbieten bzw. unter Strafe stellen. So heißt es zum Beispiel nicht nur im Berliner Bestattungsgesetz:

»Wer mit Leichen umgeht, hat dabei die gebotene Ehrfurcht vor dem toten Menschen zu wahren.«

Übrigens spricht der Gesetzgeber hier bewusst und explizit von einem »Menschen«, was der Ehrfurcht vor den Toten geschuldet ist.

Und in § 168 des deutschen Strafgesetzbuches ist zur *Störung der Totenruhe* unter anderem festgelegt:

> »Wer unbefugt aus dem Gewahrsam des Berechtigten den Körper oder Teile des Körpers eines verstorbenen Menschen, eine tote Leibesfrucht, Teile einer solchen oder die Asche eines verstorbenen Menschen wegnimmt oder wer daran beschimpfenden Unfug verübt, wird mit Freiheitsstrafe bis zu drei Jahren oder mit Geldstrafe bestraft.«

Dabei gilt schon der Versuch als strafbar und wird entsprechend geahndet.

Natürlich kam die diensthabende Ärztin der Rechtsmedizin den Bestattern in diesem Fall nicht zu Hilfe. Wie die Bergung bewerkstelligt wurde, entzieht sich meiner Kenntnis. Wie gesagt: Es war kein Fall für die Rechtsmedizin.

Diesen zwei Beispielen dafür, wie die Körperfülle Verstorbener ihren Transport erheblich erschwert, könnten meine Kollegen und ich noch andere ähnliche Anekdoten hinzufügen. Leider sind diese Geschichten aber durchaus auch Ausdruck einer ungesunden Entwicklung: Während die Sektionstische in den letzten Jahren zunehmend schmaler wurden (um die Sektionssäle klein und damit die Betriebskosten möglichst gering zu halten), haben Übergewicht und Fettsucht – oder vornehmer ausgedrückt *Adipositas* (von lateinisch *adeps* = Fett) – in den letzten Jahrzehnten auch in der deutschen Bevölkerung stark zugenommen. Mittlerweile erreicht diese Problematik den Sektionssaal, weil immer mehr Fettsüchtige das durchschnittliche Sterbealter erreichen. Dadurch werden wir zunehmend mit Schwierigkeiten konfrontiert, die es früher nur in Ausnahmefällen gab: Wie obduzieren wir einen Verstorbenen, der annähernd 300 Kilogramm wiegt? Stellen wir uns bei der Obduktion auf einen Fußtritt, um überhaupt die Brust- und Bauchhöhle aufschneiden und die Organe entnehmen zu können? Hält der Obduktionstisch das Gewicht des schwergewichtigen Toten überhaupt aus, oder laufen wir Gefahr, eine sehr ungewöhnliche Art von Arbeitsunfall zu provozieren, wenn sich beim Zusammenbrechen eines Obduktionstisches einer der Obduzenten oder Sektionsassistenten verletzt?

Laut WHO ist die Adipositas das weltweit am schnellsten wachsende zentrale Gesundheitsproblem. Der Gesundheitsbericht 2008 der Deutschen Gesellschaft für Ernährung e.V. ist erschreckend. Über die Hälfte der deutschen Frauen sind übergewichtig, bei den Männern sind es sogar fast 70 Prozent. Männer sind nicht nur in allen Altersgruppen häufiger übergewichtig als Frauen, normalgewichtige Männern sind bereits ab 35 Jahren in der Minderheit. Bei Frauen liegt die Grenze bei 55 Jahren.

Neben dem Verlust von subjektiver Lebensqualität erhöht sich bei Übergewichtigen das Risiko für Erkrankungen wie Bluthochdruck, koronare Herzkrankheit (Verengung der Herzkranzgefäße durch Arteriosklerose) und Diabetes dramatisch. Statistisch gesehen führt Adipositas zu einer verkürzten Lebenserwartung. US-amerikanische Forscher haben die Auswirkung von Übergewicht und Fettsucht auf die zukünftige Altersentwicklung der Bevölkerung untersucht. Sie kamen zu dem Schluss, dass die Lebenserwartung in den USA entgegen aller Prognosen zurückgehen wird, statt weiterhin anzusteigen, wie es aufgrund der immer besseren medizinischen Versorgung seit Jahrzehnten der Fall war. Vor allem durch den hohen Anteil übergewichtiger Kinder erhöht sich bereits in jungen Jahren das Risiko von Diabetes, Herzkrankheiten und anderen Begleit- und Folgeerkrankungen so stark, dass die Lebenserwartung dieser Betroffenen als Erwachsene drastisch sinken könnte. Die zukünftigen Generationen würden dann erstmals in der modernen Geschichte im Durchschnitt nicht so lange leben wie ihre Eltern.

Für immer vereint

Alexandra Stein hielt es zu Hause nicht mehr aus. Ihre anfängliche Beunruhigung hatte sich schon gestern den ganzen Tag über immer weiter gesteigert. Warum meldeten sich ihre Eltern nicht? Dass sie nicht ans Telefon gingen, passte so gar nicht zu Ludmila und Wilhelm Bergholz, 86 beziehungsweise 88 Jahre alt, die ihr Haus eigentlich niemals länger als drei Stunden verließen und sonst immer die mehrfachen täglichen Telefonanrufe ihrer ältesten Tochter nicht nur erwartet, sondern regelrecht eingefordert hatten. Irgendwas stimmte hier nicht. Nach einer fast schlaflosen Nacht beschloss Alexandra Stein, nach dem Rechten zu sehen, und fuhr zu der von ihren Eltern bewohnten Doppelhaushälfte im Nordosten Berlins. Von einem unguten Gefühl getrieben, nahm sie sich nicht mehr die Zeit, zu klingeln, sondern öffnete mit ihrem Zweitschlüssel die Haustür.

Um halb zwei desselben Tages erhielt ich einen Anruf der Mordkommission, in dem mir der zuständige Kriminalkommissar von dem Anruf einer Frau berichtete, die ihre toten Eltern in deren Haus gefunden hatte. Anschließend schilderte er mir in knappen Worten, dass ein natürlicher Tod bei dem Paar nicht in Betracht käme. Möglicherweise hätten wir es mit einem zweifachen Tötungsdelikt zu tun.

Eine halbe Stunde später bot sich mir vor Ort ein vertrautes Bild: In der Garageneinfahrt neben dem Haus parkten zwei Streifenwagen, allerdings ohne Blaulicht oder gar Martinshorn. In der realen Polizeiarbeit geht es an den Tat- oder Fundorten sehr viel dezenter zu als im Fernsehkrimi.

Aus den Fenstern der umliegenden Häuser starrten zahlreiche Schaulustige zu uns herunter, auch auf der gegenüberliegenden Straßenseite hatten sich tuschelnde Nachbarn und Passanten versammelt. Wenige Meter vom Haus des Ehepaares Bergholz entfernt standen zwei VW-Kleintransporter der Spurensicherung. Mit diesen großräumigen Fahrzeugen transportieren die Kriminaltechniker ihre sämtlichen Utensilien, die sie an einem Leichenfundort beziehungsweise Tatort benötigen könnten.

Im Haus selbst herrschte geschäftiges Treiben. Zwei Ermittler in weißen Schutzanzügen, mit Gummihandschuhen und Mundschutz vor dem Gesicht verschwanden gerade über eine Treppe in die erste Etage. An einer Kommode im Eingangsbereich sicherte ein ebenfalls ganz in Weiß gekleideter Kriminaltechniker Fingerabdrücke. Aus einer etwas weiter entfernten Türöffnung, die vom Flur abging, sah ich mehrfach das Blitzlicht einer Kamera. Der Polizeifotograf war also schon dabei, die Szenerie zu dokumentieren. Im Eingangsbereich des Hauses standen mehrere geöffnete Aluminiumkoffer der Kollegen von der Kriminaltechnik, darin lagen verschiedene Gegenstände und Utensilien bereit, die bei der Spurensicherung an einem Tatort benötigt werden. Neben Plastik- und Papiertütchen unterschiedlicher Größe, Pinzetten aus Metall und Plastik, kleineren und größeren Plastikbehältern für Asservate, Digitalkameras mit verschiedenen Objektiven und Plastikklebeband zur Asservierung von Faserspuren lagen in den Koffern mehrere verschweißte Plastikbeutel mit Schutzanzügen.

Diese Ganzkörper-Overalls zeichnen sich dadurch aus, dass sie selbst keine Textilfasern abgeben (sie sind aus sogenanntem Endlos-Faser-Vlies hergestellt) und zudem verhindern, dass die Kleidung darunter einen Tatort mit zusätzlichen Faserspuren kontaminiert und die Suche nach tatrelevanten Spuren erschwert. Erst recht sollen die Ermittler an einem Tatort nicht ihre eigene DNA hinterlassen und auf diese Weise »Fremdspuren« legen, denn die müssten später mit aufwendigen DNA-Analysen von den DNA-Spuren am Tatort getrennt werden, die tatsächlich von Täter und Opfer herrühren. Zu diesem Zweck tragen die Beamten neben der Kapuze des Schutzanzuges auch einen Mundschutz, der beim Sprechen mit den Kollegen auch kleinste Speicheltröpfchen auffängt. Auch die Gummihandschuhe sollen natürlich unter anderem verhindern, dass die Kriminalisten bei ihrer Arbeit Fingerabdrücke oder Hautschüppchen (und damit wiederum DNA-Spuren) hinterlassen. Plastiküberziehschuhe, die in manchen Schutzanzugmodellen als Füßlinge bereits integriert sind, komplettieren das Bild.

Übrigens ist die Erkenntnis, dass jeder Täter an einem Tatort Spuren hinterlässt wie zum Beispiel Textilfasern der von ihm getragenen Kleidung, Fingerabdrücke, Haare, Hautschüppchen, Blut oder Sperma, schon über einhundert Jahre alt. Sie stammt von dem französischen Mediziner und Juristen Edmond Locard, einem der wesentlichen Mitbegründer der modernen Kriminaltechnik, der damit die polizeiliche Ermittlungsarbeit revolutioniert hat.

In diesem Zusammenhang muss ich Ihnen, lieber Leser, bedauerlicherweise auch die Illusion rauben, dass wir Rechtsmediziner am Tatort nebenbei auch noch die Arbeit der Kriminaltechniker erledigen wie unsere Fernsehkollegen von *CSI* und Co. Das ist keineswegs der Fall. Ich selbst tröste mich darüber immer damit hinweg, dass Polizeibeamte ja auch keine Obduktionen durchführen.

Der Ermittler der Spurensicherung (in der Polizeisprache offiziell als »SpuSi« abgekürzt, nicht zu verwechseln mit dem bayrischen *Gschpusi*) reichte mir einen noch verpackten Overall. Den streifte ich mir ebenso über wie Gummihandschuhe, Mundschutz und Plastiküberschuhe, bevor ich mir die beiden Toten genauer ansah. Meine Arbeit wie der Münsteraner *Tatort*-Rechtsmediziner Professor Boerne in maßgeschneidertem Smoking und mit wehendem Seidenschal zu machen ist leider nicht erlaubt – abgesehen davon, dass mir dessen Kleidungsstil ohnehin nicht so liegt.

Ich folgte dem Ermittler in den Flur, in der einen Hand den Tatortkoffer mit Pinzetten, Reizstromgerät, elektronischem Thermometer und Augentropfen, in der anderen Hand mein Laptop. In der Türöffnung zum Wohnzimmer blieb der Kommissar stehen und deutete mit einer Seitwärtsbewegung seines Kopfes auf den Fußboden vor sich.

Der Leichnam von Ludmila Bergholz lag lang ausgestreckt und rücklings auf dem Fußboden des etwa 25 Quadratmeter großen Raums, der Kopf unmittelbar hinter der Türschwelle, während ihre Füße ins Rauminnere zeigten. Bekleidet war sie mit einem weißen Nachthemd, einem hellgelben Morgenmantel und Pantoffeln. Ihre Arme waren in den Ellenbogengelenken angewinkelt, die Handflächen ruhten auf ihrer Brust. Rechts neben den Füßen der Toten, direkt vor einer offensichtlich noch aus den Siebzigerjahren stammenden Einbauschrankwand mit zahlreichen Familienfotos und silberfarbenen Schälchen und Vasen, war ein Sessel umgestürzt. Abgesehen davon sah das Wohnzimmer aufgeräumt aus. Einen halben Meter vor ihren Füßen stand ein Rollator, rechts neben ihrem Kopf lagen eine Oberkieferzahnprothese und eine Erwachsenenwindel mit bräunlich angetrockneten »blutsuspekten Anhaftungen«. Weniger fachsprachlich gedrechselt ausgedrückt: An der Windel klebte etwas, das nach getrocknetem Blut aussah. Blutsuspekte Anhaftungen oder »Antragungen« (man darf auch Kruste sagen) fanden sich auch um Mund- und Nasenöffnungen der Toten. An beiden Wangen, in Augenober- und -unterlidern sowie hinter beiden Ohren zeigten sich in der Haut zahlreiche kleine punktförmige Einblutungen.

Solche roten Punkte, meist nicht größer als ein bis zwei Millimeter im Durchmesser, sind charakteristisch für einen Tod infolge gewaltsamen Erstickens, also durch Erwürgen, Erdrosseln, Knebelung oder Zuhalten der Atemöffnungen. Die Einblutungen finden sich aber nicht nur in der Gesichtshaut, sondern am häufigsten und stärksten ausgeprägt in den Augenbindehäuten. Zu deren Untersuchung werden die Ober- und Unterlider beider Augen nacheinander mit einer Pinzette gefasst und dann quasi nach außen umgerollt und unter Zug gesetzt. Das hört sich martialisch an und sieht für den Unbedarften auch so aus, aber nur so liegt der Blick auf die Augenbindehäute frei, die sich ja sonst an der Innenseite der Augenlider einer genaueren Inspektion entziehen.

Auch in den Augenbindehäuten von Ludmila Bergholz waren massenhaft dunkelrote, punktförmige Einblutungen vorhanden. Dem ersten Anschein nach war sie erstickt. Aber war sie auch erstickt *worden*? Diese Frage würde die spätere Obduktion beantworten.

Drei Meter von seiner toten Frau entfernt lag Wilhelm

Bergholz auf einem Dreisitzersofa, ebenfalls in Rückenlage. Er trug einen grauen Pullover, eine schwarze Stoffhose und Socken. Vom Hals abwärts war er bis zu den Zehenspitzen mit einer Wolldecke zugedeckt. Sein rechter Arm hing von dem Sofa herab Richtung Fußboden, sein linker Arm ruhte angewinkelt auf seiner Brust. Über den Kopf von Wilhelm Bergholz waren zwei Plastiktüten gestülpt, vorne jedoch bis auf Stirnhöhe hochgeschoben, so dass sie den Blick auf das zahnlose Greisengesicht freigaben.

Als die Tochter ihre Eltern gefunden hatte, reichten die übereinander gezogenen Plastiktüten noch bis zum Hals herunter, berichtete mir ein Kriminalbeamter, der mich während meiner Untersuchung der Toten in den aktuellen Stand der Ermittlungen einwies. Alexandra Stein hatte angegeben, außer den Plastiktüten über dem Kopf ihres toten Vaters in der Wohnung ihrer Eltern nichts verändert zu haben, bevor Polizei und Notarztwagenbesatzung eintrafen. Das Sanitäterteam war nach wenigen Minuten wieder abgezogen, da für das Ehepaar Bergholz jede medizinische Hilfe zu spät kam. Und Alexandra Stein hatte ihre Eltern zweifelsfrei identifiziert, so dass diesbezüglich kein Handlungsbedarf für uns bestand.

Als ich erst Ludmila und später Wilhelm Bergholz umdrehte, um an den Rücken zu kommen, und ihre Kleidung hochschob, sah ich sofort, dass die Leichenflecken stark ausgeprägt waren. Auch mit kräftigem Fingerdruck konnte ich sie nicht mehr »wegdrücken«, was darauf hindeutete, dass beide zum Zeitpunkt meiner Untersuchung sehr wahrscheinlich schon mehr als zwanzig Stunden tot waren.

Für eine genauere Einschätzung maß ich die Körpertemperatur der beiden Toten sowie die Raumtemperatur an verschiedenen Stellen im Wohnzimmer und gab die Resultate in das Computerprogramm zur Todeszeitbestimmung in meinem Laptop ein. Das Ergebnis: Ludmila und Wilhelm Bergholz waren ungefähr zeitgleich gestorben, nämlich am Vortag zwischen neun und dreizehn Uhr. Da Alexandra Stein ihre Eltern das erste Mal an diesem Tag gegen kurz nach zehn Uhr vergeblich zu erreichen versucht hatte, lag aus Sicht der Ermittler die Vermutung nahe, dass sie zu diesem Zeitpunkt bereits tot waren.

Meine Untersuchungen am Leichenfundort des Ehepaares Bergholz waren damit abgeschlossen.

Eine Stunde später trafen die für den Fall zuständigen Ermittler der Berliner Mordkommission und zwei Kriminaltechniker im Rechtsmedizinischen Institut ein. Fast zeitgleich fuhr auch der Kraftfahrdienst unseres Instituts mit den Toten vor. Nachdem die Kriminaltechniker die Fingerabdrücke von Ludmila und Wilhelm Bergholz abgenommen hatten, um sie später im Labor mit den am Leichenfundort gesicherten Fingerspuren zu vergleichen, begannen wir mit den Obduktionen.

Ich entfernte das verkrustete Blut um Mund- und Nasenöffnungen von Ludmila Bergholz. Dazu befeuchtete ich einen Wattetupfer mit steriler Kochsalzlösung und deponierte ihn anschließend in einem ebenfalls sterilen Plastikgefäß.

In dem grellen Neonlicht des Sektionssaales zeigten sich die punktförmigen Einblutungen in der Gesichtshaut und den Augenbindehäuten der Toten noch viel deutlicher. Ich sah mir die Lippen und Nase der Toten genauer an. Die Schleimhaut von Ober- und Unterlippe war vertrocknet und entsprechend bräunlich, ebenso die Haut über der Oberlippe, an Nasenspitze und Nasenflügeln sowie am Kinn. Solche »Hautvertrocknungen« entstehen, wenn zu Lebzeiten Hautabschürfungen auftreten. Indem sich die oberste Hautschicht ablöst, kommt es in der darunter liegenden Hautschicht zu einem Wasserverlust durch Verdunstung. Nach einiger Zeit bildet sich an den abgeschürften Stellen ein hellbrauner oder rötlicher Schorf – ein diskreter, aber dennoch in Fällen wie diesem entscheidender Hinweis auf das, was geschehen war.

Als Nächstes sah ich mir den Mund der Toten an. Dabei setzte ich auch zur Probe die Oberkieferzahnprothese ein, die neben dem Kopf der Leiche gelegen hatte, und stellte fest, dass sie passte. Im Unterkiefer hatte Ludmila Bergholz noch eigene Zähne. Als ich ihre Unterlippe mit leichtem Zug nach außen vorwölbte, sah ich, dass die Schleimhaut verletzt war. Bei leichtem Druck gegen die Zahnreihe des Unterkiefers zeigte sich, dass die verletzten Stellen auf die Kauflächen der Schneide- und Eckzähne passten. So fest beißt sich niemand selbst. Dieser Befund, zusammen mit den punktförmigen Einblutungen und den verschorften Partien um Mund und Nase, ließ nur einen Schluss zu: Ludmila Bergholz war erstickt, weil ihr jemand gewaltsam Mund- und Nasenöffnung zugehalten hatte. Sehr wahrscheinlich war hierfür die Windel, die neben dem Kopf von Ludmila Bergholz gelegen hatte, verwendet worden. Aber das würde schon bald die Untersuchung der Windel im Labor ergeben.

Die übrigen Obduktionsbefunde von Ludmila Bergholz' Leiche waren eher unspektakulär. In den inneren Organen stellte ich eine akute Blutstauung fest (die sich daran zeigte, dass beim Einschneiden sehr viel Blut von den Schnittflächen der Organe abfloss), und in den Blutgefäßen war auffallend viel flüssiges Blut. Beides sind für sich genommen unspezifische Befunde – sie allein lassen also keine eindeutigen Rückschlüsse auf das Tatgeschehen zu –, aber im Kontext der anderen, eindeutigen Belege waren sie weitere Hinweise für einen Tod durch Ersticken.

Die chemisch-toxikologischen Untersuchungen von Blut und Urin verliefen negativ.

Die Obduktion von Wilhelm Bergholz ergab, dass auch er erstickt war, allerdings nicht auf so brutale Art und Weise wie seine Frau.

Im Magen und im Zwölffingerdarm des Toten fand ich wenige Milliliter einer flüssigen, hellbraunen Substanz, durchsetzt mit grauweißen, griesartigen Körnern – allem

Anschein nach Reste von Tabletten. Die musste Wilhelm Bergholz bereits einige Zeit vor seinem Tod geschluckt haben, da sie zum Teil bereits bis in den Zwölffingerdarm gelangt waren.

Die chemisch-toxikologische Untersuchung belegte meine Vermutung: Es waren tatsächlich Tablettenreste, und die enthielten Lorazepam, ein starkes Beruhigungsmittel ähnlich dem als Valium erhältlichen Diazepam. Allerdings waren die in Blut und Urin gemessenen Konzentrationen des Wirkstoffes zu gering für eine tödliche Dosis. Auch hatte Wilhelm Bergholz an keiner schweren Erkrankung gelitten, die seinen Tod hätte erklären können. Wilhelm Bergholz war unter den zwei über seinen Kopf gezogenen Plastiktüten erstickt.

Zwei Tage später wurde das Todesermittlungsverfahren von der Staatsanwaltschaft eingestellt. Die kriminalpolizeilichen Ermittlungen hatten keine Anhaltspunkte für eine Fremdschuld am Tod der beiden alten Menschen ergeben. Weder an der Wohnungstür noch am Schloss der von ihnen bewohnten Doppelhaushälfte gab es Spuren eines gewaltsamen Öffnens oder sonstige Beschädigungen. Alle Fenster des Hauses waren geschlossen gewesen. In einer Kommode im Flur und in einem Küchenschrank lagen gut sichtbar größere Bargeldbeträge, was einen Raubmord mehr als unwahrscheinlich machte. Außerdem fanden sich im ganzen Haus keine anderen Fingerabdrücke als die des Ehepaars Bergholz und ihrer

Tochter. Im Polizeibericht hieß es unter anderem: »Anzeichen für den Empfang von Besuch oder ein Betreten des Hauses durch Dritte waren nicht vorhanden.« Im Schlafzimmer im ersten Stock hatten die Ermittler neben den sehr sorgfältig geordneten persönlichen Unterlagen und einem erst am Morgen ihres Todes verfassten Testament Informationsbroschüren mehrerer Sterbehilfe-Organisationen gefunden.

Die Laboruntersuchungen der Erwachsenenwindel lieferten später den Beweis, dass Ludmila Bergholz damit erstickt worden war. Die hellroten Anhaftungen stellten sich wie erwartet als Blut der Toten heraus. Da sie keine weiteren Verletzungen aufwies, musste es von der Verletzung an der Innenseite ihrer Unterlippe stammen. Die war entstanden, als ihr Mann ihr die Windel auf den Mund gepresst hatte.

Ein anderer Täter kam nicht in Frage. An der Windel ließ sich sowohl die DNA von Ludmila als auch von Wilhelm Bergholz nachweisen, andere DNA-Spuren fanden sich nicht. Und dass Ludmila Bergholz sich selbst mit der Windel erstickt haben könnte, ist ausgeschlossen. Sobald sie durch die fehlende Sauerstoffzufuhr das Bewusstsein verloren hätte, wäre sofort ihre Armmuskulatur (wie die gesamte übrige Muskulatur ihres Körpers auch) erschlafft, weshalb sie nicht hätte weiter auf die Windel drücken können. Nach einiger Zeit hätte sie dann ihr Bewusstsein wiedererlangt. Sich auf diese Art selbst zu ersticken ist nicht möglich.

Das wusste wohl auch Wilhelm Bergholz, wählte er doch für sich eine andere Methode. Nachdem er seine rücklings auf dem Wohnzimmerboden liegende Frau mit Hilfe der Windel erstickt hatte, legte er sich auf die Couch und zog zwei Plastiktüten über seinen Kopf, um auch seinem Leben ein Ende zu setzen.

»In den letzten Monaten haben meine Mutter und mein Vater hin und wieder angedeutet, sie würden sich das Leben nehmen, wenn sie nicht mehr zurechtkämen«, hatte Alexandra Bergholz den ermittelnden Beamten erzählt. »Aber ich hatte immer angenommen, das sei nur eine drastische Äußerung ihrer Ängste, und war nie wirklich alarmiert.«

Der Tod von Ludmila und Wilhelm Bergholz ist ein typischer Alterssuizid. Im Alter wird Frauen wie Männern der näher rückende Tod immer bewusster, erst recht, wenn der körperliche Verfall schon deutlich spürbar ist. Darüber hinaus nimmt auch die Angst vor dem Sterben des Partners zu. Vor diesem Hintergrund sprechen Suizidforscher im Zusammenhang mit Suiziden alter Menschen häufig von einem ganzen »Motivbündel« aus psychischen, physischen und sozialen Faktoren, das sie zu dieser Entscheidung veranlasst – im Gegensatz zu Suiziden jüngerer Menschen, bei denen nicht selten ein einziges Motiv (Trennung, schwere Erkrankung, Verlust des Arbeitsplatzes) den alleinigen und spontanen Anlass zum Freitod gibt.

Gleichzeitig ist der Fall des Ehepaares Bergholz ein typisches Beispiel für einen »gemeinschaftlichen Suizid«. Ludmila und Wilhelm Bergholz beschlossen gemeinsam, ihr Leben zu beenden, bevor das eintreten konnte, wovor sie sich so fürchteten: durch Tod oder Altersheim auseinandergerissen zu werden.

Der Begriff des »gemeinschaftlichen Suizids« muss dabei sehr genau von dem des »erweiterten Suizids« unterschieden werden, den Sie im zweiten Kapitel kennengelernt haben. Beim gemeinschaftlichen Suizid treffen meist zwei Menschen (selten mehr) einvernehmlich die Entscheidung, zu sterben. Meist haben sie zuvor in einer festen, oft langjährigen Partnerbeziehung gelebt, häufigste Suizidmotive sind hier schwere körperliche Krankheiten oder Altersgebrechlichkeit. Typischerweise wählen die Betroffenen dieselbe Suizidmethode, zum Beispiel Vergiftung mit Schlafmitteln oder Psychopharmaka, Erschießen, Sprung aus der Höhe oder – wie im Fall des Ehepaares Bergholz – Tod durch Ersticken. In vielen Fällen nehmen sich die Partner zeitgleich das Leben. Wie beim erweiterten Suizid gibt es aber auch beim gemeinschaftlichen Suizid die Konstellation, dass einer der beiden Suizidenten zunächst den anderen tötet und danach sich selbst. Trotzdem handelt es sich in diesen Fällen definitionsgemäß nicht um einen erweiterten Suizid, da die Tötung des anderen auf einem gemeinsamen Entschluss beruht und wie bei Ludmila und Wilhelm Bergholz gemeinsam geplant wurde.

Diese strenge Unterscheidung ist deshalb so wichtig, weil derjenige, der zunächst Partner oder Partnerin tötet, den eigenen Suizid überleben könnte. Gibt es in einem solchen Fall ausreichende Indizien für einen erweiterten Suizid, wird der Überlebende wegen eines Tötungsdeliktes angeklagt und gegebenenfalls verurteilt. Ein gemeinschaftlicher Suizid dagegen hat für den Überlebenden so gut wie nie ein juristisches Nachspiel.

Froh wird ihn oder sie das dann aber wohl kaum stimmen.

Nachdem Alexandra Stein ihre toten Eltern gefunden hatte und spätabends nach Hause zurückkehrte, fand sie in ihrem Briefkasten ein Schreiben. Der Brief war von ihrem Vater Wilhelm Bergholz verfasst und unterschrieben worden, trug aber auch die zittrige Unterschrift ihrer Mutter. In diesem Abschiedsbrief an seine einzige Tochter, abgeschickt am Morgen ihres Todestages, schilderte Wilhelm Bergholz in prägnanten Worten die Angst der beiden alten Menschen davor, den Partner zu überleben und ohne ihn weiterleben zu müssen. Und sie fürchteten sich beide zutiefst davor, ihre zunehmend eingeschränkte Selbständigkeit bald ganz zu verlieren und in ein Pflegeheim umziehen zu müssen: *Auch wenn Du das nicht verstehen wirst, wir fürchten das Pflegeheim mehr als den Tod.*

Vielleicht nicht weniger erschütternd, aber zum Glück deutlich seltener ist eine Sonderform des gemeinschaftlichen Suizides: der »rituelle Massensuizid«. Die Opfer sind fast immer Mitglied einer Sekte. Großes Aufsehen erregte zum Beispiel im Oktober 1994 der Tod von 53 Mitgliedern des »Ordens der Sonnentempler« in der Schweiz oder der Massensuizid von 39 Mitgliedern der Sekte »Heaven´s Gate« in einer Villa nahe dem kalifornischen San Diego im März 1997.

Bei den Todesfällen der Sonnentempler gelangten die Ermittlungsbehörden zu dem Schluss, dass der Großteil der Opfer aus juristischer Sicht durch Mord oder Tötung auf Verlangen gestorben war.

Bei den toten Sektierern von Heaven´s Gate scheint es sich tatsächlich um die Opfer eines echten Massensuizids zu handeln. Die Mitglieder der Sekte lebten in dem Glauben, dass der Tod die Erlösung sei und eine »Transzendenz in den Weltraum« mit Hilfe von Außerirdischen ermöglichen würde. Die Mitglieder dieser Sekte vermuteten ein verstecktes UFO hinter dem Kometen Hale-Bopp, dem am meisten beobachteten Himmelskörper des 20. Jahrhunderts und einem der hellsten Kometen überhaupt, der von 1995 bis 1997 mit dem bloßen Auge am Nachthimmel zu erkennen war. In dem festen Glauben, dieses UFO würde sie nach ihrem Tod in ihr neues Leben bringen, wählten sie im März 1997 die Zeit, in der der Komet der Erde am nächsten kam, für ihren Massensuizid. Bevor die ganz in Schwarz gekleideten

Sektenmitglieder im Alter von 26 bis 72 Jahren starke Schlafmittel einnahmen, sich Plastiktüten über den Kopf stülpten und zum Sterben hinlegten, deponierten sie ihre Ausweispapiere oder andere persönliche Dokumente neben sich, die ihre Identifizierung durch die Polizei ermöglichen sollten.

Natürlich drängt sich hier zu Recht die Frage auf, inwiefern bei solchen Massensuiziden von Sektenmitgliedern die Entscheidung zur Selbsttötung wirklich dem eigenen, freien Willen entspricht. In jedem Falle trübt religiöser Fanatismus in Kombination mit Gruppendynamik, Drogen und Psychopharmaka ganz sicher die Zurechnungsfähigkeit und die Entscheidungsfreiheit des Einzelnen. Aber die Antwort auf diese Frage liegt so weit außerhalb meiner Zuständigkeit, dass ich mich hier mit einem Kopfschütteln begnügen möchte.

Im Griff des Vulkaniers

Bevor die Hauptverhandlung eröffnet wurde, ließ ich meinen Blick durch den gut gefüllten Gerichtssaal schweifen. Die fünf Richterstühle – für die drei Berufsrichter und die zwei Schöffen – waren noch nicht besetzt. Doch der Angeklagte und sein Anwalt standen schon am Tisch der Verteidigung und redeten in leisem, aber offenbar angespanntem Ton miteinander. Die Spannung, die über dem Gerichtssaal lag, war mit Händen zu greifen. Kein Wunder, ging es doch hier und heute um nicht weniger als um die Aufklärung eines möglichen Justizirrtums. Und nicht nur das: Verhandelt wurde ein Verbrechen im Dunstkreis der Mafia – wobei am Rande auch Mr. Spock von der *Enterprise* eine Rolle spielen sollte.

Aber der Reihe nach: Was war passiert?

Aleksej Wladimirowitsch, achtunddreißig Jahre alt, war acht Wochen vor der zu verhandelnden Tat aus Weißrussland mit einem Touristenvisum nach Deutschland eingereist. Er hatte die meiste Zeit seines Lebens in Russland gelebt, wo er sechs Jahre zu einer Spezialeinheit des militärischen Nachrichtendienstes gehört hatte, deren Aufgabengebiet neben Sabotage und Spionage auch die Terrorismusbekämpfung war. Wladimirowitsch hielt sich immer mal wieder für jeweils einige Wochen in Deutschland auf und erledigte »Jobs« im Dunstkreis der russischen Mafia. Jetzt sollte er bei einem gewissen Ino Jungmann Schulden über 14500 Euro eintreiben. Jungmann bestritt seinen Lebensunterhalt mit Diebstahl und Hehlerei und war mehrfach wegen Körperverletzung und räuberischer Erpressung vorbestraft. Erst ein halbes Jahr zuvor aus der Haft entlassen, wurde er bereits wieder per Haftbefehl von der Polizei gesucht.

Nach mehreren erfolglosen Versuchen per Telefon und einem kurzen persönlichen Treffen fasste Wladimirowitsch den Entschluss, seine Forderungen mit körperlicher Gewalt durchzusetzen. Er überredete Jungmann zu einem erneuten Treffen, indem er behauptete, er könne ihm seine Schulden erlassen, wenn Jungmann dafür zwei kleinere »Aufträge« erledige, die er an diesem Abend detailliert mit ihm besprechen wolle. Als Treffpunkt wählte er die Wohnung eines Freundes, des aus der Ukraine stammenden 22-jährigen deutschen Staatsangehörigen Ustin Kolesnikow.

Um acht Uhr abends, pünktlich zur verabredeten Zeit, traf Ino Jungmann am Treffpunkt ein, alleine und in dem guten Glauben, dass man eine Lösung für seine finanziellen Probleme finden werde. Als Jungmann an der Wohnungstür klingelte, versteckte sich Wladimirowitsch hinter einem frei stehenden Dreisitzersofa im Wohnzimmer. Kolesnikow öffnete die Tür und führte den Besucher ins Wohnzimmer, wo er ihn bat, auf dem Sofa Platz zu nehmen. Er behauptete, Wladimirowitsch sei aufgehalten worden, werde aber jeden Moment eintreffen.

Kaum hatte Jungmann sich gesetzt, erhob sich Wladimirowitsch, warf ihm von hinten ein anderthalb Meter langes Nylonseil um den Hals und zog mit aller Kraft zu. Nach anfänglicher heftiger Gegenwehr wurde Jungmann schließlich bewusstlos – und starb.

Sofort verschnürten Wladimirowitsch und Kolesnikow den Toten, indem sie den Oberkörper auf die Oberschenkel drückten, bis der Kopf zwischen den Knien steckte, und ihn in dieser Position mehrfach mit Paketband umwickelten. Die verschnürte Leiche stopften sie in einen Bettüberzug und verfrachteten das Bündel von der Wohnung im Erdgeschoss durch den Hofausgang direkt in den davor geparkten Kombi von Kolesnikow. Eine Dreiviertelstunde später erreichten sie ein zuvor ausgekundschaftetes Waldstück. Dort wickelten sie im Scheinwerferkegel des Pkw den toten Jungmann aus dem Bettbezug und entfernten das Klebeband von seinem Körper, bevor sie eilig verschwanden.

Schon am Nachmittag des folgenden Tages stießen Pilzsammler auf die Leiche.

Knapp zwei Wochen später wurden Aleksej Wladimirowitsch und Ustin Kolesnikow als dringend tatverdächtig festgenommen. Ein anonymer Anrufer hatte der Polizei einen Tipp gegeben. Bereits in der ersten Vernehmung schilderte Kolesnikow, auf Strafmilderung spekulierend, den Kriminalbeamten minutiös das Geschehen am Tattag.

Nur wenige Monate nach der Tat wurde der Fall vor einer großen Schwurgerichtskammer des Landgerichts Gera in Thüringen verhandelt. Das Urteil: Der bereits mehrfach vorbestrafte Kolesnikow kam als Mittäter einer gefährlichen Körperverletzung mit einem Jahr Freiheitsstrafe davon. Er hatte das Gericht davon überzeugen können, dass er sich an den Vorbereitungen in dem Glauben beteiligt hatte, dass der zahlungsunwillige Jungmann nur verprügelt und anschließend in der Dunkelheit im Wald ausgesetzt werden sollte. Aleksej Wladimirowitsch dagegen wurde ein geplanter Mord vorgeworfen. Schuld daran war nicht zuletzt dessen akribische Tatvorbereitung. Die Richter glaubten zum Beispiel nicht, dass jemand, der nur einen zuvor verprügelten Mann aussetzen will, eigens ein bestimmtes Waldstück dafür auskundschaftet. Doch entscheidender war, dass der Geldeintreiber sich am Vormittag des Tattages im Vorhinein ein Alibi regelrecht inszeniert hatte: Wladimirowitsch hatte einem Bekannten seine Visa-Karte samt dazugehöriger PIN-Nummer übergeben, außerdem eine Lederjacke sowie eine Schirmmütze aus seinem Besitz. Dazu wies er ihn an, am Abend des Treffens mit Jungmann in einer fast dreihundert Kilometer entfernten

Kleinstadt an einem Geldautomaten zweihundert Euro mit der Kreditkarte abzuheben. Dabei sollte er Wladimirowitschs Lederjacke tragen und darauf achten, dass er die Schirmmütze tief ins Gesicht zog und der Kamera in dem Vorraum der Bank, in dem sich der Geldautomat befand, immer den Rücken zudrehte. Abends erhielt der so Beauftragte eine SMS von Wladimirowitsch, das vereinbarte Startsignal, jetzt das Geld abzuheben. All dies bestätigte der Bekannte als Zeuge bei der Verhandlung.

Diese Alibi-Inszenierung sah das Gericht als Beweis dafür an, dass Wladimirowitsch seinem Opfer keineswegs nur »eine Abreibung verpassen« wollte. Entsprechend verurteilten sie den Weißrussen wegen Mordes zu einer lebenslangen Freiheitsstrafe.

Dieses Urteil wird Sie nach dem, was Sie über das Tatgeschehen gelesen haben, wahrscheinlich nicht wundern. Überraschender wirkt dagegen schon die Beteuerung des Angeklagten, er hätte zu keinem Zeitpunkt die Absicht gehabt, Ino Jungmann zu töten. Der Anwalt des Verurteilten legte Revision ein – und hatte damit Erfolg.

Der zuständige Bundesgerichtshof hob das Urteil gegen Wladimirowitsch auf und wies den Fall zur erneuten Verhandlung zurück an eine andere Große Schwurgerichtskammer des Landgerichts Gera. Der entscheidende Strafsenat des Bundesgerichtshofs war nach näherer Prüfung des Verfahrens zu der Überzeugung gelangt, dass die Beweiswürdigung des erkennenden Gerichts der ersten Großen Strafkammer in mehreren Punkten lückenhaft und widersprüchlich sei. Dies betreffe nicht nur die mutmaßliche Tötungsabsicht von Wladimirowitsch gegenüber Jungmann, sondern auch den genauen Ablauf der Tötungshandlung.

Und deshalb saß ich gut ein Jahr nach der ersten Verhandlung in diesem Gerichtssaal und beobachtete, wie die drei Richter und zwei Schöffen jetzt den Saal betraten und der Vorsitzende Richter kurz darauf die zweite Hauptverhandlung im Fall Jungmann eröffnete.

Den Angeklagten sah ich heute zum ersten Mal in natura, ebenso seinen Mittäter, der hier allerdings nur als Zeuge geladen war – sein Urteil war inzwischen rechtskräftig und stand also nicht mehr zur Debatte. Das war nicht weiter ungewöhnlich. Wenn ich vor Gericht geladen werde, kenne ich den mutmaßlichen Täter fast immer nur von Fotos. Doch in diesem Falle kannte ich auch das Opfer nur von Fotos. Weder war ich am Fundort der Leiche gewesen, noch hatte ich die Obduktion durchgeführt. Was ich über den Fall wusste, war das Resultat eines ausführlichen Aktenstudiums, zu dem mich die Vorladung der Strafkammer als Obergutachter verpflichtet hatte.

Als »Obergutachter« wird ein rechtsmedizinischer Sachverständiger bezeichnet, der bisher mit dem Fall nicht befasst war und dessen »gutachterliche Stellungnahme« nun gehört wird. Der primär in den Fall involvierte Rechtsmediziner, also derjenige, der nach dem

Fund im Wald die Leiche obduziert hatte, nahm ebenfalls an der Verhandlung teil. Ein Obergutachter wurde aber deshalb nötig, weil der Rechtsanwalt von Aleksej Wladimirowitsch in seiner Revisionsbegründung unter anderem die Interpretation der Obduktionsbefunde durch das Gericht angefochten hatte. Zu denen sollte ich bei der neuen Hauptverhandlung des Falles ausführlich Stellung beziehen.

Stein des Anstoßes für die Verteidigung waren dabei aber nicht bestimmte Befunde, sondern deren Fehlen: An der Leiche von Ino Jungmann hatte sich weder eine »relevante Stauungssymptomatik« gezeigt noch punktförmige Blutungen in den Augenbindehäuten. Beides wäre nach einem Tod durch Erdrosseln eigentlich zu erwarten gewesen.

Erdrosseln gehört neben Erhängen und Erwürgen zu den Strangulationsarten, denen wir in der Rechtsmedizin immer wieder begegnen. Damit gemeint ist ein Zusammendrücken (Kompression) der Halsweichteile durch ein Drosselwerkzeug wie Seil oder Gürtel statt mit den bloßen Händen wie beim Erwürgen. Durch das enge Umschnüren des Halses kann deutlich weniger sauerstoffreiches Blut als sonst zum Gehirn fließen. Auch die Halsvenen, die in entgegengesetzter Richtung der Arterien das sauerstoffarme Blut wieder vom Gehirn wegtransportieren, werden durch das Drosselwerkzeug komprimiert. Tödlich ist beim Erdrosseln also letztlich ein

Sauerstoffmangel des Gehirns durch die mangelnde Blutversorgung und nicht etwa eine Behinderung der Einatmung durch das Zudrücken der oberen Luftwege. Zwar kann beim Erdrosseln auch die Luftröhre zusammengedrückt werden, sie ist aber viel stabiler als die Blutgefäße am Hals und setzt damit dem Druck durch das Seil oder den Gürtel, mit dem gedrosselt wird, wesentlich mehr Widerstand entgegen. Sie so weit einzuengen, dass die behinderte Atmung zum Tode führt, ist schlicht nicht möglich. Das Gleiche gilt – zumindest bei Erwachsenen – für den Kehlkopf.

Typisch für Todesfälle durch Erdrosseln ist eine in der Regel sehr ausgeprägte *Stauungssymptomatik* von Kopf-, Gesichts- und Halshaut und der darunter gelegenen Weichteile. Das liegt daran, dass über die Halsschlagadern, die etwas tiefer in den Halsweichteilen verlaufen als die Venen und zudem eine dickere Gefäßwand haben, während des Erdrosselns meist noch etwas Blut in Kopf und Gesicht fließt. Die direkt unter der Halshaut gelegenen Halsvenen mit ihren dünneren Gefäßwänden werden dagegen vollständig abgedrückt. Als Folge kann das in Kopf und Gesicht strömende Blut nicht mehr abfließen. Bei der äußeren Leichenschau von Erdrosselten zeigt sich diese Blutstauung als eine massive Schwellung der Gesichtsweichteile und dunkelrote bis violette Verfärbung der Gesichtshaut und der Halshaut. Das Gesicht einschließlich der Augenlider und Lippen eines Erdrosselten wirkt dadurch regelrecht »aufgedunsen«.

Neben meist massiven Verletzungen von Kehlkopf und Zungenbein in Form von Frakturen und Blutungen sind die bereits im vorigen Kapitel näher erklärten punktförmigen Blutungen (»Erstickungsblutungen«) ein weiteres Charakteristikum für einen Tod durch Erdrosseln. Diese finden wir bei der Leichenschau typischerweise in den Augenbindehäuten sowie in der Gesichtshaut. Diese punktartigen Blutungen – wegen ihres Aussehens von manchen Rechtsmedizinern auch als »flohstichartige« Blutungen bezeichnet – sind für den Rechtsmediziner ein Hinweis darauf, dass der Drosselvorgang mindestens zwanzig Sekunden lang angedauert hat. Ab diesem Zeitpunkt besteht für das Opfer akute Lebensgefahr, sowohl weil er oder sie bewusstlos werden und sich nicht mehr wehren kann als auch durch den Sauerstoffmangel und eine dadurch bedingte Schädigung von Hirnzellen.

Bei Ino Jungmann hatte der obduzierende Rechtsmediziner weder punktförmige Blutungen in den Augenbindehäuten gefunden, noch war das Gesicht des Toten so aufgedunsen wie sonst bei Erdrosselten. Darin sah der Verteidiger von Aleksej Wladimirowitsch ein Indiz dafür, dass sein Mandant Jungmann nicht zu Tode gedrosselt haben konnte. Das entsprach der Tatversion des Angeklagten. Er behauptete nämlich, dass er mit dem Seil, das er von hinten über Jungmann geworfen hatte, nur den Oberkörper habe fixieren wollen. Dabei sei das Seil jedoch aus Versehen hochgerutscht und um den Hals geraten. Jungmann habe sich heftig gewehrt und versucht, sich aus dem Seil zu befreien. Da sein Komplize keine Anstalten gemacht habe, ihm zu helfen, habe er, Wladimirowitsch, sich nicht getraut, das Seil loszulassen. Nur deshalb habe er so lange zugezogen, bis das Opfer keine Gegenwehr mehr leistete. Und in dem Moment sei er der festen Überzeugung gewesen, dass Jungmann nur bewusstlos war. Erst als er merkte, dass der Mann tot war, habe er gemeinsam mit Kolesnikow beschlossen, den Leichnam schnellstmöglich zu beseitigen.

In der ersten Gerichtsverhandlung hatten die Richter dieser Darstellung keinen Glauben geschenkt. In der damaligen Urteilsbegründung verwiesen sie nicht nur auf die oben erwähnte Alibi-Inszenierung, sondern führten zudem aus, dass man mit einem Seil, das nur 1,50 Meter lang war, niemanden an ein 1,80 Meter langes Dreisitzersofa fesseln konnte. Da sie diese Indizien als hinreichend erachteten, gingen sie auf die fehlenden Drosselmerkmale nicht weiter ein.

Und genau diesen Umstand monierte der Verteidiger später in seiner Revisionsbegründung. Die entsprechenden Obduktionsbefunde waren seiner Ansicht nach ein Beleg dafür, dass Ino Jungmann nicht erdrosselt worden sein konnte. Vielmehr müsse der Tod durch Reizung bestimmter Nervenpunkte am Hals durch das versehentlich hochgerutschte Seil eingetreten sein. Ein solcher »Reflextod« – Näheres dazu später – hätte sein Mandant unmöglich vorhersehen können. Diese Zusammenhänge seien im ersten Verfahren nicht ausreichend gewürdigt worden, deshalb müsse in einer zweiten Verhandlung ein unabhängiger rechtsmedizinischer Gutachter prüfen, ob nicht ein Reflextod als Todesursache in Frage komme.

Dieser Einschätzung schloss sich der zuständige Strafsenat des Bundesgerichtshofs an und gab der beantragten Revision statt.

Damit war auch klar, dass bei der zweiten Verhandlung die Obduktionsergebnisse die Hauptrolle spielen würden.

Während ich in Vorbereitung der Gerichtsverhandlung die mir zugesandten Unterlagen studierte, dachte ich spontan an den eingangs erwähnten Mr. Spock. Schließlich hatte ich als Kind in den Siebzigerjahren keine Folge von *Raumschiff Enterprise*, wie die Serie damals im deutschen Fernsehen noch hieß, verpasst und daher oft genug beobachtet, wie der Vulkanier seine Gegner mit einem gezielten Griff an den Nacken leblos zu Boden sacken ließ. Ähnliche Reaktionen sieht man immer wieder in Actionfilmen und speziell in der asiatischen Martial-Arts-Variante: Eben noch munter kämpfend auf den Beinen, liegen Männer wie Frauen nach einem Handkantenschlag gegen den Hals plötzlich wie tot am Boden.

Aber konnte man auf diese Weise sterben? Und konnte ein solcher »Reflextod« auch durch ein fest um den Hals zugezogenes Seil ausgelöst werden?

Genau diese Frage sollte ich in der Gerichtsverhandlung klären.

Thema in der Rechtsmedizin ist der reflektorische Herztod (»Reflextod«) durch einen Angriff gegen den Hals seit knapp neunzig Jahren, als erstmals in der deutschen Justizgeschichte dessen Möglichkeit bzw. Unmöglichkeit im »Fall von Dielingen« diskutiert wurde.

Hermann von Dielingen war im Mai 1926 vom Schwurgericht Osnabrück wegen Mordes zum Tode verurteilt worden. Das Gericht hatte es zunächst als erwiesen angesehen, dass er seine im achten Monat schwangere Geliebte, Emma Hoge, erdrosselt und dann in einen Wassergraben geworfen hatte. Von Dielingen hatte in einem ersten Geständnis ausgesagt, er habe sie an ihrem Halstuch gepackt und dieses Tuch fest zusammengezogen. Sie habe noch ein paar Mal »gestrampelt«, dann sei sie »ruhig liegen geblieben«. Anschließend habe er sie in den Wassergraben geworfen, um einen Suizid der jungen Frau vorzutäuschen. Später widerrief der Beschuldigte diese Darstellung und gab in einem zweiten Geständnis zu Protokoll, er habe »nur einmal fest an dem Tuch gezogen«, woraufhin sie »sofort zusammengebrochen« sei.

Obwohl bei der Obduktion von Emma Hoge weder eine Drosselmarke noch sonst irgendwelche Zeichen eines Angriffes gegen den Hals der jungen Frau festgestellt worden waren, lautete die Anklage auf Erdrosseln. Der Grund dafür: Aus dem Umstand, dass bei der Obduktion von Emma Hoge keine Ertrinkungszeichen festgestellt worden waren, hatte der rechtsmedizinische Gutachter damals geschlossen, dass sie bereits tot gewesen sein müsse, als von Dielingen sie ins Wasser geworfen habe. Zudem spreche das Fehlen von Strangulationsmerkmalen nicht zwangsläufig dagegen, dass Emma Hoge per Erdrosseln stranguliert worden war. Zumal die Obduktionsbefunde im Zusammenhang mit dem ersten Geständnis des Angeklagten gesehen werden müssten, wonach dieser die junge Frau mit dem von ihr zu diesem Zeitpunkt um den Hals getragenen Halstuch erdrosselt habe.

In einem daraufhin von der Verteidigung eingeholten Gegengutachten eines anderen rechtsmedizinischen Sachverständigen gelangte dieser zu dem Schluss, dass ein Tod durch Erdrosseln aufgrund der Obduktionsbefunde nicht zu beweisen sei. Da sich bei der Toten weder eine Drosselmarke noch Verletzungen von Kehlkopf oder Zungenbein gezeigt hätten, könne der vom Beschuldigten eingeräumte Drosselvorgang nur extrem kurz gedauert haben. Der Tod von Emma Hoge müsse daher vielmehr Folge einer »Schockwirkung« sein. Ein einmaliger Druck auf den Hals ohne Tötungsabsicht habe bei Emma Hoge einen reflektorischen Herzstillstand ausgelöst und dadurch ihren Tod verursacht.

Daraufhin wurde das Urteil gegen Hermann von Dielingen von Todesstrafe wegen Mordes in eine zweijährige Haftstrafe wegen Körperverletzung mit Todesfolge abgeändert.

Auf einen ebensolchen Verfahrensausgang – ein deutlich

geringeres Strafmaß, indem das Gericht statt auf Mord auf Totschlag oder Körperverletzung mit Todesfolge entschied – zielte auch der mit einem möglichen »Reflextod« begründete Revisionsantrag des Verteidigers im Fall Wladimirowitsch ab. Aus Sicht des Angeklagten war ich also hier im Gerichtssaal, um ihn zu entlasten. Deshalb wunderte es mich auch nicht, dass Aleksej Wladimirowitsch sich von der ersten Minute an immer wieder in meine Richtung umdrehte. Auch wenn unsere Blicke sich nie trafen, wenn ich zu ihm hinüber auf die Anklagebank sah, hatte ich das Gefühl, dass er mich unentwegt anstarrte, während ich zuhörte, wie der Staatsanwalt zu Beginn der Verhandlung die Anklageschrift verlas.

Dabei würde es noch eine Weile dauern, bis ich an der Reihe war, direkt vor der Richterbank an dem kleinen Tisch zwischen Verteidigung und Staatsanwaltschaft Platz zu nehmen und den Anwesenden meine Sicht der Dinge zu schildern. Bevor es so weit war, mussten noch mehrere Zeugen gehört werden, darunter Polizeibeamte und der bereits verurteilte Mittäter, Ustin Kolesnikow.

Erst einmal erhob sich der Verteidiger, um eine 18-seitige schriftliche Erklärung seines Mandanten zu verlesen. Darin räumte der Angeklagte die Anklagevorwürfe in Teilen ein und betonte ausdrücklich, dass er das, was geschehen war, zutiefst bedauere. Gleichzeitig sehe er sich aber auch selbst in der Rolle eines Opfers. Seine Auftraggeber hätten ihn mit der Drohung, seine in Weißrussland lebende Frau und Kinder zu töten, dazu gezwungen, Ino Jungmann »in die Mangel zu nehmen«. Er habe keine andere Möglichkeit gesehen, als ihrer Forderung nachzukommen. Wladimirowitsch betonte erneut, er habe nie die Absicht gehabt, Jungmann zu töten. Das zeigten ja auch die fehlenden Drosselmerkmale.

Bevor es an die Zeugenbefragung ging, stellte der Verteidiger einen »Beweisantrag«. Nach der Strafprozessordnung können Angeklagter, Verteidiger, Staatsanwaltschaft und Nebenkläger in der Hauptverhandlung eigene »Beweisbehauptungen« einbringen. Wladimirowitschs Anwalt beantragte, das Gericht solle durch mich als rechtsmedizinischen Sachverständigen seine *Behauptung* überprüfen lassen, dass Ino Jungmann an einem reflektorischen Herzstillstand gestorben sei und nicht etwa durch Erdrosseln. Diesem Beweisantrag schloss sich das Gericht an.

Als erste Zeugen waren drei Männer aus dem privaten Umfeld des Opfers Ino Jungmann an der Reihe – die jedoch allesamt wenig Erhellendes zu dem persönlichen Verhältnis von Wladimirowitsch zu Jungmann beizutragen hatten. Auch Kolesnikows Aussage und die des Bekannten, den Wladimirowitsch damals um ein Alibi gebeten hatte, brachten keine neuen Erkenntnisse. Allerdings fand ich es interessant, den damaligen Mittäter im Zeugenstand zu beobachten, der fahrig und nervös wirkte, obwohl er doch seine Haftstrafe mittlerweile verbüßt hatte. Mir dämmerte schnell, warum. Im Beisein von Wladimirowitsch war dessen geständigem Komplizen sein erneuter Auftritt als Zeuge und die Verlesung seiner damaligen ausführlichen Aussagen zum Tathergang sichtlich unangenehm. Zum einen vermied er es peinlichst, zur Anklagebank hinüberzusehen, um ja nicht den Blicken von Wladimirowitsch zu begegnen, zum anderen tat er mehrfach sehr erstaunt über das, was damals protokolliert worden war. Auf die Nachfragen durch den Vorsitzenden Richter räumte er jedoch jedes Mal kleinlaut ein, dass die damals gemachten Aussagen zutreffend seien und der Wahrheit entsprächen.

Im Anschluss erzählten die Schutzpolizisten, die damals als Erste zum Leichenfundort gerufen worden waren, wie der Notarzt um Hals und Nacken des Toten bandförmige Hautabschürfungen und Blutungen entdeckt hatte, die immer wieder von intakten Hautstellen unterbrochen waren, und deshalb sofort der Verdacht aufkam, der Mann könnte stranguliert worden sein. Woraufhin die Kriminalpolizei eingeschaltet worden war und die gesamte Ermittlungs- und Untersuchungsmaschinerie inklusive Spurensicherung, Staatsanwaltschaft und Rechtsmedizin angelaufen war.

Die gespannte Erwartung beim Angeklagten nahm spürbar zu, als quasi zur Vorbereitung meines Auftritts als Obergutachter der in den Fall involvierte Rechtsmediziner als Sachverständiger gehört wurde, um noch einmal die Resultate seiner Obduktion zusammenzufassen. In seinem Protokoll, das er dem Gericht jetzt vortrug, waren detailliert die vitalen bandförmigen Abschürfungen und Blutungen um den Hals des Toten beschrieben, die im Nackenbereich eine »Aussparung« aufwiesen – was nichts anderes hieß, als dass dort die Haut intakt war. Diese seien ein Beleg für ein Erdrosseln als einzig mögliche Todesursache, da bei der Obduktion weder andere Verletzungen noch Hinweise auf bestehende Krankheiten oder Drogeneinfluss gefunden worden seien. Trotz dieser eindeutigen Interpretation wies auch der rechtsmedizinische Kollege zum Schluss seiner Ausführungen noch einmal ausdrücklich auf den »für ihn unerklärlichen« Umstand hin, dass an der Leiche sowohl die punktförmigen Blutungen in den Augenbindehäuten und der Gesichtshaut als auch die Blutstauung und Schwellung von Gesicht und Halsregion fehlten.

Als der rechtsmedizinische Kollege seine Ausführungen beendet hatte und verschiedene Nachfragen seitens der Richter, des Staatsanwalts und des Verteidigers beantwortet hatte, war es so weit: Der Obergutachter sollte am Sachverständigentisch Platz nehmen, um aus seiner Expertensicht die geheimnisumwitterte Frage nach einem »Reflextod« zu beantworten. Dabei ging es wie gesagt immerhin um die Vermeidung eines möglichen Justizirrtums. Entsprechend spürte ich förmlich, wie Angeklagter und Verteidiger in Habachtstellung gingen, während mich der Richter darüber belehrte, dass ich mein Gutachten als Sachverständiger nach bestem Wissen und Gewissen und ohne Ansehen der Person zu erstatten habe.

Bevor ich auf das eigentliche Thema, die Möglichkeit

eines reflektorischen Herzstillstands, zu sprechen kam, ging ich zunächst auf die eben vorgetragenen Befunde der Obduktion ein. Ich hatte nichts zu ergänzen oder anders zu bewerten, doch wollte ich noch einmal die Details der inneren Verletzungen betonen, weil sie später eine wichtige Rolle spielen würden: Der Kehlkopf und das Zungenbein (ein etwa vier Zentimeter langer, hufeisenförmiger Knochen, der sich kurz oberhalb des Kehlkopfes befindet) von Ino Jungmann waren gebrochen gewesen. In das Weichgewebe, das Kehlkopf und Zungenbein umgab, hatte es kräftig geblutet. Beides deutete auf eine nicht unerhebliche Gewalteinwirkung gegen den Hals von Ino Jungmann hin. Dass die Blutrückstände im Weichgewebe rötlich waren und noch feucht schimmerten, ließ zwei weitere Rückschlüsse zu. Zum einen mussten die Verletzungen dem Opfer *vital* zugefügt worden sein. Zum anderen waren sie »frisch«, also unmittelbar vor dem Tode von Ino Jungmann entstanden.

Um meine Auffassung zum »Reflextod« darlegen zu können, musste ich zunächst etwas weiter ausholen und an Beispielen erläutern, was damit gemeint war.

Es ist unstrittig, wie ich den Anwesenden nun erklärte, dass eine heftige und abrupte Reizung bestimmter Nervenendpunkte einen plötzlichen Abfall von Blutdruck und Herzfrequenz zur Folge haben kann. Da das Gehirn in diesem Fall vorübergehend nicht mehr ausreichend mit Blut – und damit mit Sauerstoff – versorgt wird, kann es infolgedessen auch zu einer kurzzeitigen

Bewusstlosigkeit kommen. Eine solche »Synkope« (vom griechischen *syn* = zusammen und *koptein* = schlagen) wird durch eine stumpfe äußere Gewalteinwirkung hervorgerufen. Beispiele hierfür sind kräftige Schläge oder Tritte bei Kampfsportturnieren oder wuchtige Treffer mit einem Ball auf den sogenannten Solarplexus, ein Nervengeflecht in der Tiefe des Bauchraums. Der Getroffene geht kurzfristig »k.o.«. Aber auch visuelle Eindrücke (zum Beispiel der Anblick von Blut) können bei manchen Menschen auf ähnliche, durch unsere Nervenbahnen gesteuerte Weise zu einem Kreislaufkollaps mit daran anschließender kurzzeitiger Bewusstlosigkeit führen. Und unabhängig davon, ob es sich um eine äußere Gewalteinwirkung oder plötzlich ausgelöste Emotionen handelt, kann eine solche Reaktion auch tödlich enden.

Da ich bei meinen Ausführungen niemanden im Besonderen ansah, weiß ich nicht, wie der Verteidigertisch auf diese Äußerung reagiert hat. Ich kann mir aber gut vorstellen, dass sich der Angeklagte und sein Anwalt bestätigt fühlten.

Allerdings war mit meiner Anmerkung noch nicht die Frage nach einem möglichen »Reflextod« in diesem konkreten Fall beantwortet. Bevor ich dazu als Sachverständiger Stellung nehmen konnte, musste ich dem Gericht zunächst die medizinischen Grundlagen solcher Reflexmechanismen erklären: Im menschlichen Körper gibt es an den verschiedensten Stellen die unterschiedlichsten Rezeptoren. Unter Rezeptoren versteht man, vereinfacht gesagt, bestimmte Zellverbände, die auf den Körper einwirkende Reize in biochemische Signale umwandeln und so dem Gehirn Informationen über Art und Intensität des jeweiligen Reizes vermitteln. Beispiele, die jeder aus eigener Erfahrung kennt, sind die Signale von Schmerzrezeptoren oder Thermorezeptoren für Kälte- und Wärmeempfinden. Darüber hinaus befinden sich in den Wänden der menschlichen Halsschlagadern ganz spezielle Rezeptoren, die für die Regulation unseres Blutdruckes und unserer Herzfrequenz verantwortlich sind. Durch Reizung dieser »Pressorezeptoren« (von lat. *pressare* = drücken) wird die Herzfrequenz reduziert und der Blutdruck abgesenkt. Dadurch wird weniger Blut vom Herzen weggepumpt, das unter anderem das Gehirn mit dem lebenswichtigen Sauerstoff versorgt. Die Funktion der Pressorezeptoren liegt darin, den Blutdruck unter Extrembedingungen so weit zu zügeln, dass er nicht in lebensbedrohliche Höhen gerät. Allerdings reagieren diese Rezeptoren in den Halsschlagadern auch auf Druck von außen, wie aus zahlreichen Tierexperimenten bekannt ist. Zudem wurden vor Jahrzehnten verschiedene Versuchsreihen mit Menschen durchgeführt, die heute allesamt unter ethischen Gesichtspunkten nicht mehr zulässig wären. Dabei führte ein richtig platzierter, kräftiger Druck auf den Hals der Versuchspersonen über eine Verringerung der Herzfrequenz und einen Blutdruckabfall nicht selten zu einer Bewusstlosigkeit. Aber: Bei den »Druckversuchen« an weit über achttausend Personen im Alter zwischen 15 und 95 Jahren kam es nicht zu einem einzigen Todesfall – obwohl diese Versuche zum Teil bei Patienten mit vorbestehenden Herzerkrankungen, also Risikopatienten, durchgeführt wurden.

Auch wenn solche Versuche der Vergangenheit angehören, werden auch heute noch manchmal gezielt die Pressorezeptoren in den Halsschlagadern aktiviert, beispielsweise in den Vereinigten Staaten. Wenn sich Personen gegen ihre Festnahme zur Wehr setzen, wird von US-amerikanischen Polizeikräften manchmal ein als »Carotid Sleeper« bezeichneter Würgegriff eingesetzt, der vom Judo und brasilianischen Jiu-Jitsu übernommen wurde. Hierbei schlingt der Polizeibeamte seinen Arm von hinten um den Hals desjenigen, der ruhiggestellt werden soll, so dass seine Ellenbeuge vorne am Hals des Betreffenden zu liegen kommt. Durch Zug mit dem angewinkelten Arm kann er so kräftigen Druck auf die Halsseiten ausüben, dass der Betreffende innerhalb von Sekundenbruchteilen das Bewusstsein verliert.

Tatsächlich kommt es immer mal wieder vor, dass der Einsatz des Würgegriffs tödlich endet. Doch wurde bisher in keinem der Fälle ein »Reflextod« festgestellt. Vielmehr zeigte sich bei allen durchgeführten Obduktionen eine massive Gewalteinwirkung gegen den Hals, die letztlich zur Strangulation geführt hatte. Todesursächlich war die unsachgemäße Anwendung des Griffes durch minutenlanges Würgen und nicht etwa eine abrupte Reizung der Pressorezeptoren.

Auch in der sportmedizinischen Literatur ist kein einziger »Reflextodesfall« beschrieben, obwohl es gerade bei Kampfsportarten zum Teil zu erheblichen Gewalteinwirkungen gegen den Hals kommt. Auch hier fanden sich in allen diesbezüglichen Verdachtsfällen bei der Obduktion erhebliche Begleitverletzungen an den Halsschlagadern – die waren entweder eingerissen oder gar komplett durchgerissen, was den Tod hinlänglich erklärte.

Natürlich gibt es spezielle Fallkonstellationen, bei denen auch ein abrupter Angriff gegen den Hals, der in Sekundenbruchteilen und ohne zusätzliche Gewalt abläuft, tödlich verlaufen kann. Aber nicht, weil dieser Angriff zu einem Herzstillstand des Opfers führt, sondern weil der Betroffene nach einem Schlag, Griff oder Tritt an den Hals das Bewusstsein verliert und so beispielsweise nicht mehr verhindern kann, dass er ertrinkt oder aus großer Höhe zu Tode stürzt.

Bevor ich wieder auf den Fall Ino Jungmann zu sprechen kam, ging ich zunächst ausführlich auf den einzigen Fall in der Justizgeschichte ein, dessen Urteil auf einem nicht auszuschließenden »Reflextod« basierte, den »Fall von Dielingen«. Bei einem Blick zum Tisch der Verteidigung sah ich, wie sich nach meiner entsprechenden Ankündigung Anwalt und Mandant zunickten. Als ich die Geschichte mit dem Richterspruch beendete, der das Urteil auf »Körperverletzung mit Todesfolge« geändert und die Strafe auf zwei Jahre Haft abgemildert hatte, merkten alle im Gerichtssaal, dass nun der zentrale Teil meiner Ausführungen nahte. Fast hatte ich den Eindruck, als würden manche der Anwesenden regelrecht die Luft anhalten.

Ich wies noch einmal auf die Parallele zum Fall von Dielingen hin: Dass beim Opfer im Fall Jungmann die jeweils zu erwartenden Hinweise auf einen Tod durch Erdrosseln fehlten. Dann erklärte ich dem Gericht die entscheidenden Unterschiede: Zum einen hatte Ino Jungmanns Leiche im Gegensatz zu der toten Emma Hoge sehr wohl Zeichen einer Strangulation aufgewiesen. Die Drosselmarke an der Halsvorderseite und den seitlichen Halspartien, die im Nackenbereich eine Aussparung zeigte, passte zu einem Erdrosseln von hinten, wie es der Mittäter Kolesnikow zum Tathergang geschildert hatte. Zum anderen waren bei der Obduktion von Jungmann schwerste Verletzungen an Kehlkopf und Zungenbein festgestellt worden. Damit lagen hier ähnlich wie bei den tödlichen Folgen des Würgegriffs von US-Polizisten sowie den Kampfsportverletzungen mit tödlichem Ausgang deutliche Begleitverletzungen vor, die den Tod Ino Jungmanns hinreichend erklärten.

Inwiefern es sich beim »Fall von Dielingen« tatsächlich um einen echten »Reflextod« im Sinne der Definition handelte oder bei der hochschwangeren Emma Hoge andere, damals nicht ausreichend in Betracht gezogene Begleiterkrankungen bestanden, die sich mit den damaligen Methoden nicht nachweisen ließen, ist anhand der Prozessunterlagen und Obduktionsbefunde nicht mehr zu klären. Doch was auch immer letztlich zum Tode von Emma Hoge geführt hatte, hatte bei ihr nicht zu massiven Halsverletzungen geführt. Aber genau die lagen bei Ino Jungmann vor, weshalb er auch nicht an einem »Reflextod« gestorben sein konnte.

Den zweiten Beleg, dass keineswegs ein reflektorischer Herzstillstand für den Tod Ino Jungmanns verantwortlich war, hatte der Angeklagte selbst geliefert. Aleksej Wladimirowitsch hatte bereits in der ersten Verhandlung ausgesagt, er habe das Nylonseil, als es um den Hals von Jungmann zu liegen gekommen war, so lange festgehalten und daran gezogen, bis dieser keine Gegenwehr mehr geleistet habe. Richtig platzierter Druck auf die Pressorezeptoren in den Halsschlagadern führt jedoch, wie ich es dem Gericht vom Einsatz des »Carotid Sleeper« beschrieben hatte, innerhalb von Sekundenbruchteilen zur Bewusstlosigkeit. Wenn Jungmann also, wie von Wladimirowitsch selbst geschildert, noch versucht hatte, das Seil von seinem Hals zu lösen, war dies ein eindeutiger Beweis, dass ein Reflexmechanismus hier nicht in Betracht kam. Denn wäre es bei Ino Jungmann zu einem reflektorischen Kreislaufstillstand gekommen, wäre er schlagartig zusammengebrochen und gar nicht mehr in der Lage gewesen, sich zu wehren. Erst recht nicht über die zwei Minuten hinweg, die der Drosselvorgang nach Aussage von Kolesnikow gedauert hatte.

Was den Beweisantrag des Verteidigers von Wladimirowitsch anbelangte, schloss ich zur abschließenden

Zusammenfassung meines mündlichen Sachverständigengutachtens die Möglichkeit aus, dass Ino Jungmann an einem »Reflextod« gestorben war.

Der Verteidiger war sich seiner Sache anfangs sehr sicher gewesen, und ich bin überzeugt, dass er wirklich an die Theorie mit dem »Reflextod« geglaubt hatte. So schnell aufgeben wollte er nach meinem mündlichen Gutachten dann aber auch nicht. Wie nicht anders zu erwarten, sprach er bei den anschließenden Nachfragen als Erstes noch einmal das Fehlen charakteristischer Drosselmerkmale an. »Wie erklären Sie es sich, dass sich bei Ino Jungmann weder die üblichen Stauungssymptome noch punktförmige Blutungen fanden? Haben Sie so etwas schon mal gesehen? Spricht das Fehlen solcher Befunde nicht ganz klar dafür, dass er nicht erdrosselt wurde, sondern dass es sich doch um einen Reflextod handelt?«

Als Erwiderung wies ich zunächst darauf hin, dass es immer wieder Fälle gibt, wenn auch äußerst selten, bei denen der Drosselvorgang ganz und gar ohne diese Charakteristika abläuft. Einige davon sind in der Fachliteratur ausführlich dokumentiert. Zur weiteren Erklärung fügte ich noch hinzu, dass beim Erdrosseln neben Vorhandensein oder Fehlen von Stauungssymptomatik und punktförmigen Blutungen auch die Ausprägung der inneren Verletzungen von Kehlkopf und Zungenbein zum Teil erheblich variieren. Ausschlaggebend sind die Art des Drosselwerkzeugs, die Heftigkeit des Tätervorgehens, die Dauer des Vorgangs sowie die jeweilige Gegenwehr des Opfers.

Abschließend erklärte ich: »Im Fall von Ino Jungmann ist davon auszugehen, dass die ›Effektivität‹ des Täters beim Drosselvorgang dafür gesorgt hat, dass sowohl die arterielle Blutzufuhr als auch der venöse Blutabfluss vollständig durch die Kompression des Halses unterbunden wurden. Das wiederum führte dazu, dass es weder zu einer Schwellung von Hals und Gesicht noch zu punktförmigen Blutungen kommen konnte.«

Was ich für mich dachte, aber nicht laut sagte, weil es meine private Meinung war und nicht in meine Einschätzung als Obergutachter gehörte: Aleksej Wladimirowitsch wusste sicher sehr genau, was er tat, als er Jungmann von hinten angriff und erdrosselte. Nicht umsonst war er sechs Jahre lang Mitglied einer militärischen Spezialeinheit gewesen, die sich nicht mit psychologischer Kriegsführung beschäftigte, sondern operativ agierte.

Zwar zog sein Anwalt noch eine ganze Reihe von »Präzedenzfällen« aus dem Hut und stellte einen Beweisantrag nach dem anderen, doch keines der Beispiele widersprach der von mir dargelegten Sachlage.

Als keine weiteren Nachfragen mehr kamen, war die Gerichtsverhandlung für mich beendet und ich wurde »mit Dank entlassen«, wie es die meisten Richter zum Abschied so nett formulieren. Ich hätte am kommenden Tag im Zuhörerraum den Plädoyers von Staatsanwaltschaft und Verteidigung zuhören können, was ich aber nicht tat. In diesen manchmal stundenlangen Schlussworten, die dem letzten Wort des Angeklagten (das ihm per Gesetz immer zusteht, wenn er es denn wünscht) und der Urteilsverkündung vorausgehen, fassen die Parteien ihre Erkenntnisse aus der Gerichtsverhandlung und den Sachverhalt, wie er sich ihrer Wahrnehmung nach zugetragen hat, zusammen und beantragen ein Strafmaß beziehungsweise einen Freispruch.

Wenn ich in jedem Fall, bei dem ich als Sachverständiger vor Gericht geladen werde, dieser zeitaufwendigen Prozedur beiwohnen würde, käme ich kaum mehr zu meiner eigentlichen Arbeit als Rechtsmediziner. Und welchen Zweck sollte das auch haben? Ich ziehe keine Befriedigung daraus, wenn jemand wegen meines rechtsmedizinischen Gutachtens eines Verbrechens überführt wird. Allerdings hegte ich beim Verlassen des Gerichtssaals keine Zweifel, dass es in diesem Fall so sein würde. Anders als von der Verteidigung erhofft war durch die zweite Verhandlung nur bestätigt worden, was das Gericht schon im ersten Verfahren festgestellt hatte. Aleksej Wladimirowitsch wurde wegen Mordes zu einer lebenslangen Freiheitsstrafe verurteilt.

Und noch immer wartet die Fachwelt auf den ersten nachgewiesenen Fall von »Reflextod«. Und sogar die Opfer des Halb-Vulkaniers mit der irdischen Mutter sind nur lange genug ohnmächtig, um die Mission der *Enterprise* nicht mehr stören zu können …

Giftige Leichen

Vor etwa zwölf Jahren hatte ein Kollege von mir nach frisch beendetem Medizinstudium seinen ersten Arbeitstag als Assistenzarzt. Pünktlich um sieben Uhr morgens betrat er das Institut, in dem er damals seinen Berufsweg als Rechtsmediziner begann. Als Erstes wurde er in seinen neuen Arbeitsplatz, den Sektionssaal, eingewiesen. Anschließend versammelten sich in einem Nebenraum alle Rechtsmediziner zusammen mit den Sektionsassistenten und Präparatoren zu einem Geburtstagsfrühstück. (Ja, so was gibt es tatsächlich auch in einem rechtsmedizinischen Institut, auch bei uns in Berlin.)

Der Kuchen, den das Geburtstagskind, eine 64-jährige Sektionsassistentin, herumreichte und den sie als mit viel Liebe selbst gebacken anpries, schmeckte ihm wie allen anderen sehr gut, und so blieb es nicht bei einem Kuchenstück. Seinen guten Appetit bereute mein Kollege jedoch wenige Minuten später, als er mit ebendieser Sektionsassistentin seine erste Obduktion in der Rechtsmedizin durchführte. Mit großem Schaudern musste er feststellen, dass die Dame keine Handschuhe bei der Obduktion trug. Sie schnitt nicht nur ohne Handschuhe die

Brust- und Bauchhöhle des beleibten Toten auf, nein, sie griff mit ihren beiden Händen auch in den Körper des Mannes hinein, löste Binde- und Weichgewebe und entnahm die blutigen und teils von zerschnittenem Fettgewebe triefenden Organe mit bloßen Händen.

Auf seine Frage, warum sie denn gar keine Handschuhe tragen würde, entgegnete sie lapidar, dies hätte sie zeit ihres Lebens, in über vierzig Berufsjahren, noch nie anders gehandhabt. Seit dieser Zeit meidet der Kollege Festivitäten in der Rechtsmedizin, bei denen von Mitarbeitern selbst hergestellte Speisen angeboten und verzehrt werden. Obwohl das natürlich übertrieben ist, denn bei uns in Berlin arbeitet niemand im Sektionssaal oder Labor ohne Handschuhe.

Aber so lange ist es noch gar nicht her, dass Ärzte mit bloßen Händen operieren wie obduzieren mussten.

Bei operativen Eingriffen in der Chirurgie wurde die Benutzung von Gummihandschuhen schon Ende des 19. Jahrhunderts eingeführt, und zwar durch den amerikanischen Chirurgen William Stewart Halsted (der sich übrigens auch im Selbstversuch Kokain als lokales Betäubungsmittel injizierte und damit einer der Mitbegründer der Lokalanästhesie wurde). Dennoch dauerte es noch etwa fünfzig bis sechzig weitere Jahre, bis der Einsatz von Gummihandschuhen auch Einzug in die Rechtsmedizin hielt. Noch vor zehn bis fünfzehn Jahren gab es vereinzelt Rechtsmediziner und Sektionsassistenten, die sich über viele Jahrzehnte daran gewöhnt hatten, ohne Handschuhe zu obduzieren, und dies auch weiterhin taten.

Den meisten Menschen dürfte schon die Vorstellung unangenehm sein. Aber natürlich geht es bei der Arbeitskleidung des Rechtsmediziners um mehr als potentiellen Ekel – Gummihandschuhe und Mundschutz sollen vor allem unsere Gesundheit schützen. Denn bei einer Obduktion besteht immer das Risiko, sich mit einer Infektionskrankheit anzustecken, an der der Tote zu Lebzeiten erkrankt war.

Allerdings wäre es mit der passenden Arbeitskleidung allein nicht getan. Deshalb gibt es ausführliche Hygieneordnungen, nicht nur zum Schutz derer, die dort tätig sind. Denn da die zu untersuchenden Leichen ja auch in die Rechtsmedizin und wieder hinaus gelangen müssen, könnten sich bei mangelnder Vorkehrung auch Unbeteiligte anstecken. Entsprechend enthalten die Hygieneordnungen detaillierte Vorschriften zum Infektionsschutz im Sektionssaal, beim Transport von Leichen bzw. Leichenteilen sowie im Umgang mit Organ- und Gewebeproben. Die Vorschriften betreffen bauliche Maßnahmen (flüssigkeitsdichte Fußböden wie PVC, genügend Bodenabläufe), Ausstattung (Sektionstische nur mit kratzfester, abwasch- und desinfizierbarer Oberfläche, Handbrause mit Schlauch an jedem Tisch) und Verhalten (Transport von Leichen nur von regelmäßig geschultem Personal, bei der Obduktion sofortiges Abspülen von Blut und Sekreten mit ruhig fließendem kaltem Wasser).

Die häufigste Berufserkrankung von Rechtsmedizinern und Pathologen ist die Tuberkulose. Ich kenne einige Kollegen, die sich bei einer Obduktion mit Tuberkulose angesteckt haben, viele Wochen, teils sogar Monate in ihrem Job ausfielen und unter den zum Teil gravierenden Nebenwirkungen der medikamentösen Behandlung zu leiden hatten; wenn sie sich nicht sogar für einige Wochen in einer Lungenfachklinik, zum Teil auf der Isolierstation, aufhalten mussten. Aber auch die Virus-Hepatitis (Virusinfektion der Leber, die mit Entzündung und Schädigung der Leberzellen einhergeht) wird als Berufskrankheit anerkannt, sofern sich der betreffende Arzt bei der Arbeit infiziert hat.

Nicht nur Infektionsmediziner gehen mittlerweile davon aus, dass unser 21. Jahrhundert das »Jahrhundert der Seuchen« wird.

Der Begriff »Seuche« für hochansteckende Infektionskrankheiten hat sich über Jahrhunderte im Sprachgebrauch gehalten und rührt daher, dass diese Infektionskrankheiten zu »Siechtum« führen, einem früher gebräuchlichen Begriff für eine zunehmende Entkräftung durch einen zehrenden Krankheitsprozess. Im Mittelalter bezeichnete der Begriff Siechtum aber auch den ansteckenden Zustand von »Aussätzigen«. Die bereits vor einigen Jahren geäußerte Befürchtung von Gesundheitsexperten, die Menschheit stehe in unserem »Jahrhundert der Seuchen« vor ungeahnten Herausforderungen, was die medizinische Behandlung und Heilung hochansteckender Infektionskrankheiten anbelangt, scheint sich zu bewahrheiten. So kommt jetzt neben HIV, *boviner spongiformer Enzephalopathie* (»Rinderwahnsinn«), dem »Killerbakterium« *Staphylococcus aureus*, dem Grippevirus H5N1 (»Vogelgrippe«) und dem Grippevirus H1N1 (»Schweinegrippe«) eine neue Gefahr auf uns zu: Antibiotikaresistente Tuberkuloseerreger.

Das für Tuberkulose verantwortliche Bakterium ist ein ebenso gefährlicher wie auch zäher Erreger. Er wird zumeist über die Atemwege aufgenommen und nistet sich anschließend in der Lunge ein. Allerdings kann das Tuberkulosebakterium auch alle anderen inneren Organe befallen. Die Tuberkulose konnte mit Hilfe von Antibiotika in den letzten Jahrzehnten erfolgreich bekämpft werden, aber diese Option beginnt nun in zunehmendem Maße zu schwinden, denn die Tuberkulosebakterien werden immer resistenter gegen Antibiotika. Der Grund dafür liegt im falschen Umgang mit diesen Medikamenten, denn für alle Antibiotika gilt: Entweder man nimmt sie richtig ein oder gar nicht.

Entdeckt wurde der Tuberkuloseerreger im Jahre 1882 von dem großen Mediziner und Mikrobiologen Robert Koch, der zu dieser Zeit am Kaiserlichen Gesundheitsamt in Berlin arbeitete. Zur Zeit von Robert Koch war die Tuberkulose die häufigste Todesursache in Europa. Auch wenn ihre Häufigkeit in den westlichen Industrienationen in den letzten Jahren relativ stabil oder sogar rückläufig ist, ist die Tuberkulose weltweit wieder auf dem Vormarsch und stellt zurzeit die häufigste Infektionskrankheit mit Todesfolge dar. Nach Angaben der Weltgesundheitsorganisation (World Health Organisation/ WHO) sterben jedes Jahr rund zwei Millionen Menschen an Tuberkulose. Da Krankheitserreger in unserer globalisierten, von Migration und Tourismus geprägten Welt nicht zwingend auf einzelne geographische Regionen beschränkt bleiben, wird dieses alte medizinische Problem auch für uns wieder aktuell. Ein Großteil der an Tuberkulose Verstorbenen, die wir obduzieren, sind Migranten insbesondere aus osteuropäischen Ländern, Obdachlose und Alkoholiker. Die Tuberkulose ist eine typische Krankheit der sozial Benachteiligten.

Dies zeigt auch ein Fall, den wir vor nicht allzu langer Zeit in unserem Institut untersuchen mussten. Wir hatten die Obduktion bewusst zum Abschluss des Tages eingeplant, wegen der erhöhten Infektionsgefahr. Der Mann war in einer Obdachlosenunterkunft gestorben, in der das Gesundheitsamt bei mehreren Bewohnern Tuberkulose festgestellt hatte. Die Obduktion bestätigte nicht nur den Verdacht, dass auch er mit Tuberkulose infiziert war, er war auch daran gestorben.

Während Infektionskrankheiten ein reales und nicht zu unterschätzendes Risiko für Rechtsmediziner wie Pathologen darstellen, müssen wir uns vor dem oft zitierten »Leichengift« nicht fürchten. Der Grund: Es existiert gar nicht. Oder anders ausgedrückt: Es existiert nur als unkorrekte Bezeichnung.

Gemeint sind damit zwei Substanzen, die bei bakteriell bedingter Zersetzung von Eiweißverbindungen entstehen, also auch bei der Leichenfäulnis: Cadaverin (die korrekte chemische Bezeichnung ist 1,5-Diaminopentan) und Putrescin (1,4-Diaminobutan). Cadaverin (lateinisch *cadaver* = Leichnam, Leiche) und Putrescin (lateinisch *putrescere* = faulen) sind zusammen mit weiteren chemischen Verbindungen verantwortlich für den typischen Leichenfäulnisgeruch (der sich übrigens in keiner Weise von dem strengen Geruch verfaulender Tierkadaver unterscheidet). Der Begriff »Leichengift« ist umso irreführender, als beide Substanzen ungiftig und damit auch nicht gesundheitsgefährdend sind.

Übrigens: Ein anderer weitverbreiteter Irrtum ist die Annahme, Leichenfäulnis sei dasselbe wie Verwesung. In Wahrheit haben wir es mit zwei getrennten Prozessen und unterschiedlichen Verursachern zu tun:

Während die Bakterien, die unseren Darm zu Lebzeiten besiedeln, beim gesunden Menschen durch die Schleimhautbarriere des Darms und von unserem Immunsystem in Schach gehalten werden, können sich diese Bakterien nach dem Tod ungehemmt im gesamten Körper ausbreiten und vermehren. Abermillionen von Bakterien durchwandern einige Tage nach dem Ableben die verschiedenen Organe und die Blutgefäße des toten menschlichen Körpers. Diesen Vorgang nennt man Leichenfäulnis.

Im Gegensatz zur Leichenfäulnis, die von der körpereigenen Bakterienflora des Verstorbenen ausgeht, versteht man unter der Verwesung von Leichen einen Prozess, der von Bakterien verursacht wird, die von außen den Leichnam besiedeln, also zum Beispiel aus der Luft oder dem Erdboden stammen. Die Verwesung einer Leiche setzt erst im fortgeschrittenen Stadium der Leichenfäulnis ein. Das menschliche Gewebe wird trocken, hat eine leicht braune Färbung und erinnert ein wenig an vertrocknetes Moos oder Baumrinden- und Laubreste auf dem Boden eines Laubwaldes.

Die Farbe der Leichenfäulnis ist dagegen grün. Auch wenn die »Chemie des Todes« nicht völlig entschlüsselt ist, so weiß man doch, dass die Verfärbung ins Grüne dadurch entsteht, dass die Bakterien auf ihrem Weg durch den toten Körper mit dem roten Blutfarbstoff, dem Hämoglobin, in Berührung kommen und das Hämoglobin durch bakterielle Stoffwechselprozesse abbauen. Dabei entstehen sogenannte Verdoglobine, die eine grünliche Eigenfarbe besitzen.

Auch am Geruch kann man Fäulnis und Verwesung unterscheiden. Im Gegensatz zum eher süßlichen Fäulnisgeruch, der in der Nase sticht und sehr unangenehm ist, geht von Verwesungsprozessen ein zwar muffiger, aber weniger süßlicher und bei weitem nicht so strenger Geruch aus.

Zu klein fürs menschliche Auge

Die zwölfjährige Sarah Ehlers sehnt das Ende der Unterrichtsstunde herbei. Als endlich der Gong zur großen Pause ertönt, rennt sie mit zwei Freundinnen auf den Schulhof. Dort setzen sie sich zu dritt auf eine Bank, erzählen und lachen. Plötzlich bricht das Mädchen ohne Vorwarnung zusammen und regt sich nicht mehr. Die Freundinnen rennen zum Aufsichtslehrer, der seinerseits kurz darauf einen Notarzt verständigt. Der Notarzt versucht Sarah vor den Augen der geschockten Schulkameraden und Lehrer zu reanimieren, doch eine knappe Dreiviertelstunde später muss er sie für tot erklären. Auf dem Totenschein vermerkt er »Todesart ungewiss«, daraufhin wird der Leichnam in das Institut für Rechtsmedizin gebracht.

Unsere Obduktion am nächsten Tag konnte die Todesursache nicht klären. Die inneren Organe zeigten keinerlei »pathologische«, also krankhafte Veränderungen, geschweige denn irgendwelche gravierenden Erkrankungen der Zwölfjährigen. Der einzige auffällige Obduktionsbefund war eine akute Blutstauung der inneren Organe. Eine akute Blutstauung der Organe ist aber ein völlig unspezifischer Befund, den wir bei vielen plötzlichen Todesfällen feststellen können, in denen sich der Tod rasch und ohne längere Agonie (Sterbephase; vom griechischen *agonía* = Qual, Kampf, Angst) ereignet hat.

Auch zeigten sich am Körper von Sarah Ehlers keine äußeren Verletzungen – abgesehen von den oberflächlichen Hautabschürfungen über dem Brustbein (wo bei der Reanimation die Herz-Druck-Massage angesetzt wird), dem Bluterguss in dem darunter liegenden Weichgewebe, ebenfalls von der Reanimation, und zwei frischen Nadeleinstichen am Hals von den Venenzugängen, die der Notarzt gelegt hatte. Da sich der Kollaps des Mädchens vor den Augen vieler Zeugen auf dem Schulhof abgespielt hatte, schied eine äußere Gewalteinwirkung kurz vor dem Tode aus Sicht der Ermittler ohnehin erst einmal aus.

Nach der Obduktion gab es für den unerwarteten Tod des Mädchens nur zwei mögliche Erklärungen: eine Vergiftung oder eine innere Erkrankung, die sich mit bloßem Auge bei der Obduktion nicht feststellen ließ.

Bei allem Bemühen, meine Arbeit möglichst sachlich und professionell zu erledigen, ohne mich von Emotionen ablenken zu lassen, ist jede Obduktion eines Kindes für mich eine spezielle Herausforderung an die eigene psychische Belastbarkeit – besonders wenn das Kind ohne erkennbare Ursache jäh aus dem Leben gerissen wird. Für Sarah selbst konnte ich nichts mehr tun, aber wenigstens wollten wir für die Eltern und für die Freunde des Mädchens die Todesursache herausfinden. Und das hieß nach der resultatlosen Obduktion: Wir mussten auch dort suchen, wo das menschliche Auge allein überfordert ist.

Dafür wurde als Erstes im Labor die chemisch-toxikologische Untersuchung von Herzblut, Venenblut, Urin, Mageninhalt und Lebergewebe vorgenommen. Resultat: Eine Vergiftung konnte ausgeschlossen werden. Daran hatte zwar im Institut auch niemand wirklich geglaubt, aber in den Köpfen der verschreckten Schulkameraden spukten ja möglicherweise allerlei Schreckensgeschichten umher. In dem Punkt würde man sie nun schon mal beruhigen können.

Die tatsächliche Todesursache konnten wir dann wenige Tage später klären – unter dem Mikroskop. Fast alle kleineren und kleinsten Lungenschlagadern waren von frischen Blutgerinnseln vollständig verschlossen: Das zwölfjährige Mädchen war an einer Lungenembolie gestorben. Die Blutgerinnsel, die bei einer Lungenembolie (synonym werden auch die Begriffe »Lungenarterienembolie« oder »Lungenthrombembolie« verwendet) zum Verschluss der Lungenschlagadern und so zu einem Herzversagen führen, stammen aus den peripheren Venen, meist des Beckens oder der Beine. In unserem Fall hatten wir allerdings bei der Obduktion weder Blutgerinnsel in den Bein- oder Beckenvenen noch mit dem bloßen Auge in den Lungenschlagadern des Mädchens festgestellt.

Die Bildung eines Blutgerinnsels wird als Thrombose (griechisch *thrombos* = geronnene Masse, Klumpen) bezeichnet. Es gibt ganz unterschiedliche Ursachen für die Entstehung von Thrombosen. Die häufigsten Ursachen sind Bettlägerigkeit und Immobilität (stark eingeschränkte Beweglichkeit) bei schweren körperlichen Erkrankungen wie Krebs, nach umfangreichen Operationen oder nach Verkehrsunfällen. Aber auch eine vermehrte Blutgerinnungsneigung, eine Dehydratation (ein zu geringer Wassergehalt des Körpers zum Beispiel durch mangelnde Flüssigkeitsaufnahme oder Flüssigkeitsverlust), die Einnahme bestimmter Medikamente oder eine Schwangerschaft können eine Thrombose verursachen. Dass jedoch ein zwölfjähriges, nicht übergewichtiges und völlig organgesundes Mädchen, das zudem weder Medikamente einnahm noch entsprechende Risikofaktoren aufwies, an einer Lungenembolie starb, war mehr als ungewöhnlich. Eine Lungenembolie kommt als Todesursache bei Kindern und Jugendlichen so gut wie nicht vor. Ich konnte mich an nur einen einzigen weiteren Fall in meiner gesamten beruflichen Laufbahn erinnern, bei dem ein Kind an einer Lungenembolie verstorben war, und damals hatte es kein großes Rätsel gegeben. Der elfjährige Junge war stark übergewichtig gewesen, ausgelöst hatte die Embolie eine sehr komplizierte, viele Stunden dauernde Hüftoperation.

Bei Sarah Ehlers kam wegen der fehlenden Risikofaktoren eigentlich nur eine Ursache in Betracht: eine ihr bisher nicht bekannte Blutgerinnungsstörung. Wir wussten aus der Ermittlungsakte, dass Sarah einen Bruder und eine Schwester hatte. Da Störungen der Blutgerinnung häufig vererbt werden, nahmen wir noch am selben Tag, in Absprache mit dem zuständigen Staatsanwalt, telefonischen Kontakt mit den Eltern des Mädchens auf und empfahlen ihnen eine genetische Untersuchung der beiden Geschwisterkinder. Mit Einverständnis der Staatsanwaltschaft wurde einem Humangenetischen Labor auch ein kleines Röhrchen mit Blut für genetische Analysen zugesandt, das wir im Rahmen der Obduktion von Sarah asserviert hatten. Drei Wochen später erreichte mich ein Schreiben des Labors. Darin teilte dessen Leiterin mit, dass die molekulargenetische Untersuchung bei Sarah Ehlers die »Faktor-V-Leiden-Mutation« (FVL) festgestellt hatte. Damit hatte sich unser Verdacht bestätigt. Die gute Nachricht: Weder ihr Bruder noch ihre Schwester trugen eine solche Mutation in ihren Genen.

Die holländische Universitätsstadt Leiden im Namen der Erkrankung rührt daher, dass dort 1994 die Genmutation nachgewiesen wurde. Faktor V heißt ein Protein, das eine entscheidende Rolle bei der Blutgerinnung spielt. Entsprechend besteht bei der FVL eine genetisch bedingte erhöhte Blutgerinnungsneigung. Das Risiko, dass es bei den Erkrankten zu Thrombosen und Lungenembolien kommt, ist deutlich erhöht. In Europa sind übrigens sechs bis acht Prozent der Bevölkerung Träger dieser Mutation. Wenn die Erkrankung bekannt ist, kann jedoch mit blutverdünnenden Medikamenten das Thromboserisiko deutlich minimiert werden.

Der Fall Sarah Ehlers war für uns im Institut insofern etwas Besonderes, als wir den Angehörigen auf sehr direkte Weise helfen konnten, nicht nur durch die rechtsmedizinische Diagnose, sondern auch mit unserer Initiative, die anderen Geschwister untersuchen zu lassen. Der Dank der Familie und ihre Erklärung, dass für sie »das Wissen um die Diagnose bei Sarah und die Erkenntnis, dass ihr Bruder und ihre Schwester nicht erkrankt sind, eine große Erleichterung bedeuten«, gehören ohne Frage zu den Erfahrungen, die mich und meine Kollegen in unserer Arbeit immer wieder bestärken.

Auch jenseits solch spektakulärer Fälle kommt es immer wieder vor, dass erst die Mikroskopie schlüssige Erklärungen zur eigentlichen Todesursache oder auch zu den Todesumständen liefert. Wie in dem Fall eines 32-jährigen Mannes, der an einem Sonntagmorgen in einem Waldstück im Berliner Umland von Spaziergängern tot aufgefunden worden war – an einem Baum. Um den Hals des Mannes war ein Hanfseil zweifach (wir Rechtsmediziner sprechen auch von »zweitourig«) gewickelt und rechts vom Nacken verknotet. Das andere Ende des Seils war an einen stabilen Ast gebunden, hoch genug, dass die Fußspitzen des Mannes etwa dreißig Zentimeter über dem Waldboden hingen.

Seiner Ehefrau war der Verstorbene in den letzten Tagen nicht anders als sonst vorgekommen, ihrer Aussage nach hatte er sich weder ungewöhnlich verhalten noch etwas gesagt, das auf private oder berufliche Probleme hindeuten könnte. Und am späten Samstagnachmittag habe er die gemeinsame Wohnung verlassen, ohne sich von ihr zu verabschieden, und sei nicht mehr zurückgekehrt. Da auch kein Abschiedsbrief gefunden wurde, ordnete der zuständige Richter auf Antrag der Staatsanwaltschaft die Obduktion des Toten an.

Die ergab, dass tatsächlich Erhängen die Todesursache war. Und aus rechtsmedizinischer Sicht sprach auch alles für einen Suizid, denn abgesehen von der Strangmarke um den Hals fanden wir am Körper des Toten keine Verletzungsspuren, die auf ein Kampfgeschehen oder ein gewaltsames Aufhängen des Mannes hingedeutet hätten. Was bei dem zuständigen Staatsanwalt aber Zweifel aufkommen ließ, war das völlige Fehlen eines Suizidmotivs. Die Vorgeschichte und Lebenssituation des Mannes waren bis dato unauffällig gewesen. Die polizeilichen Ermittlungen hatten diesbezüglich die Angaben seiner Ehefrau bestätigt. Warum sollte der 32-Jährige sich so abrupt und plötzlich aus dem Leben verabschiedet haben? Zwar hatten wir bei der Obduktion auch zahlreiche Tumoren im Gewebe beider Lungenflügel gefunden, aber die waren alle nur wenige Millimeter klein, zudem ist ein Tumor zunächst nur eine Schwellung und nicht zwangsläufig ein bösartiges Geschwulst.

Ein definitives Suizidmotiv lieferte unsere Entdeckung jedenfalls erst einmal nicht.

Vor diesem Hintergrund stimmte der zuständige Staatsanwalt unserem Vorschlag zu, chemisch-toxikologische und mikroskopische Untersuchungen durchzuführen, um doch noch Licht ins Dunkel zu bringen.

Mittels toxikologischer Untersuchungen lässt sich oft die Einnahme von Antidepressiva, Schlafmitteln, Neuroleptika (Substanzen, die zur medikamentösen Behandlung von Psychosen eingesetzt werden) oder anderen Psychopharmaka nachweisen. Ein positiver Befund lässt dann den Rückschluss auf eine psychische Erkrankung zu, von der auch die nahen Angehörigen zuweilen nichts mitbekommen haben – vor der Familie oder Freunden werden Probleme dieser Art von den Betroffenen häufig verschwiegen. In solch einem Fall hat die Polizei dann die Chance, den verschreibenden Arzt zu kontaktieren und auf die Weise mehr über die Erkrankung und damit ein mögliches Motiv für den Freitod des Betreffenden herauszufinden. Doch die chemisch-toxikologische Analyse von Herzblut, Venenblut, Mageninhalt, Urin und Haaren verlief ergebnislos. Der Mann stand weder zum Zeitpunkt seines Todes unter dem Einfluss irgendwelcher Medikamente oder Drogen, noch hatte er solche Substanzen einige Zeit vor seinem Tode konsumiert.

Fündig wurden wir dann mit Hilfe des Mikroskopes. Neben den bereits mit dem bloßen Auge bei der Obduktion erkennbaren kleinsten Tumoren in den Lungen zeigten sich solche auch in Gehirn, Herz, Leber und Milz des Mannes. Die Tumoren bestanden aus kleinsten, eben nur unter dem Mikroskop sichtbaren Bindegewebsknötchen mit zahlreichen »Riesenzellen« und einem umgebenden Randsaum von Entzündungszellen. Riesenzellen erscheinen unter dem Mikroskop als ungewöhnlich große Zellen mit mehreren, teilweise Dutzenden Zellkernen. Was wir hier unter dem Mikroskop sahen, waren aber keine bösartigen Tumoren, die sich dadurch auszeichnen, dass sie das eigentliche Organgewebe zerstören und Metastasen, also Tochtergeschwulste, bilden können. Wir hatten es mit gutartigen (*benigne*) Tumoren zu tun – auch wenn der Begriff »gutartig« ganz und gar nicht zu der schweren Erkrankung des jungen Mannes und dem tragischen Ausgang passte. Das mikroskopische Bild der Bindegewebsknötchen und ihre Verteilung in den verschiedenen Organen ließ nur eine Diagnose zu: *Sarkoidose*.

Die Sarkoidose (griechisch *Sarx* = Fleisch; – *oid* = ähnlich) ist eine Entzündung unbekannter Ursache, die am häufigsten die Lunge, aber, wie in diesem Fall, auch viele andere Organsysteme befallen kann. Die Symptome der Erkrankung können ganz unterschiedlich sein und hängen auch davon ab, welche Organe betroffen sind: Müdigkeit, Fieber, Unwohlsein, Gelenkschmerzen, Husten, (zum Teil unerträgliche) Atemnot, Herzrhythmusstörungen, Kopfschmerzen, Sehstörungen und Schwindelattacken. Unter welchen dieser Beschwerden der junge Mann vor seinem Tode litt, war letztlich auch für uns nicht zu klären. Für den Staatsanwalt war die mikroskopische Diagnose jedoch ein hinreichendes Suizidmotiv. Nachdem unsere Resultate ergeben hatten, dass ein Fremdeinwirken nicht in Betracht kam, stellte er das Todesermittlungsverfahren ein.

Dies sind nur zwei Beispiele dafür, wie mikroskopische Untersuchungen in der Rechtsmedizin wesentlich dazu beitragen können, Todesursachen oder -umstände hinlänglich aufzuklären. Allerdings sind es nicht immer so komplizierte Fragestellungen, die uns veranlassen, das Mikroskop zu Hilfe zu nehmen. Bei der Spurensuche im Kleinen wollen wir oft nur herausfinden, wie alt eine Verletzung ist. Dabei richten wir unser Augenmerk auf sogenannte Entzündungszellen. Die sammeln sich zum Beispiel im Randbereich von Verletzungen an, als Reaktion auf die Traumatisierung des Gewebes. Ob die Verletzung durch scharfe Gewalt (zum Beispiel Stichverletzungen aller Art) oder stumpfe Gewalt (wie die Penetration der Vagina mit einem stumpfen Gegenstand) verursacht wurde, spielt dabei keine Rolle. Unter dem Mikroskop lassen sich Art und Intensität dieser Entzündungszellen beurteilen, aus der wir wiederum auf die Überlebenszeit nach einem körperlichen Angriff schließen können. Die entsprechenden Resultate helfen den zuständigen Ermittlern oft dabei, die Todeszeit näher einzugrenzen und Alibis präziser und zuverlässiger zu überprüfen.

Anhand von Entzündungszellen lässt sich auch erkennen, wie lange vor dem Tod eine Erkrankung schon bestand, so beispielsweise im Fall eines 61-jährigen Mannes, der eines Morgens beim Frühstück im Beisein seiner Frau zusammenbrach und starb. Der gerufene Notarzt notierte »Herzinfarkt« auf dem Totenschein. Die Obduktion bestätigte diese Todesursache zweifelsfrei, doch war der Mann noch aus einem anderen Grund bei uns in der Rechtsmedizin. Der für den Fall zuständige Staatsanwalt wollte wissen, ob den Hausarzt eine Schuld traf. Der Grund: Ziemlich genau vierundzwanzig Stunden vor seinem Tod war der 61-Jährige bei ihm gewesen, weil er über Atemnot und Brustschmerzen klagte. Der Hausarzt hatte den Patienten kurz mit dem Stethoskop abgehört und die Wirbelsäule abgeklopft und war dann zu dem Schluss gelangt, dass der Mann unter schmerzhaften Rückenverspannungen leide. Auf weitere Diagnostik hatte er verzichtet, dem Mann ein leichtes Schmerzmittel verschrieben und ihn nach Hause geschickt. In unserem Institut sollte nun geklärt werden, ob der Arzt den Infarkt schon hätte bemerken können.

Unter dem Mikroskop zeigte sich ein klares Bild: Die Ausprägung der Entzündungszellen im betroffenen Bereich bedeutete, dass der Herzinfarkt mindestens 72 Stunden alt war. Hätte der Hausarzt ein EKG und eine Blutuntersuchung durchgeführt – beides ist bei solchen

Beschwerden medizinischer Standard –, wäre der Infarkt sofort aufgefallen. Dass sich der Arzt stattdessen mit einer Schnelldiagnose begnügte, kostete seinen Patienten am nächsten Tag das Leben.

Mörderischer Frust

Stellen Sie sich einen 17-Jährigen auf einem Stromverteilerkasten vor: Er hockt schon seit Stunden auf dem Ding in der Nähe seiner Haustür. Er ist gleichzeitig deprimiert und wütend. Und seine Hand ist auch immer noch geschwollen und tut weh. *Alles nur deshalb, weil sich seine Freundin auf einmal von ihm trennen will. Die halbe Nacht hat er sich um die Ohren geschlagen, weil der Freund seiner Mutter wollte, dass die beiden das »in Ruhe klären«. Natürlich hat das ganze Gerede dann mal wieder überhaupt nichts gebracht, obwohl sie beide erst um sechs Uhr ins Bett gekommen sind. Und dann musste er auch noch allein auf dem Ausziehsofa schlafen, weil die Kuh sich lieber bei seiner kleinen Schwester verkriechen wollte. Und heute Mittag, als sie endlich aufgestanden waren, taten seine Mutter und seine »Ex« plötzlich so, als wär nichts, und mussten unbedingt irgendwo zum Inline-Skaten. Kein Wunder, denen war er doch sowieso egal. Die haben ihn sogar gefragt, ob er mitwill. Dabei interessierte sich doch in Wahrheit niemand für ihn. Außer seiner kleinen Schwester, die meistens zu ihm hielt. Die anderen wollen doch alle immer nur, dass er die Klappe hält und sich am besten unsichtbar macht. Und ge-*

fragt, was er will, hat ihn sowieso niemand. Irgendwann würden die das alles zurückkriegen, darauf konnten die sich verlassen! …

Vielleicht hat der Junge auf dem Stromverteilerkasten auch etwas ganz anderes gedacht. Fest steht nur, dass seine gleichaltrige Freundin am Tag zuvor mit ihm Schluss gemacht hatte. Nicht das erste Mal, aber diesmal nach ihrer Aussage endgültig. Außer Frage steht auch, dass der 17-Jährige an dem betreffenden Abend im Oktober deprimiert und wütend war. Und dass er fast den ganzen Nachmittag auf dem Stromverteilerkasten gesessen hatte, weil er sonst nichts zu tun wusste. Was letztlich in seinem Kopf vor sich ging, kann man sich vielleicht zusammenreimen, genau erfahren werden wir es nie.

Nadine Angerer sah aus dem Fenster ihrer Wohnung in einem Hamburger Stadtteil, während das Abendessen schon auf dem Herd stand. Ihre siebenjährige Tochter Michelle fuhr noch immer allein vor dem Haus Fahrrad. Nun war es schon Viertel nach sechs, also bald Zeit fürs Abendessen. Daher ging Nadine Angerer hinaus zu ihrer Tochter, um ihr zu sagen, dass sie noch eine Viertelstunde draußen bleiben durfte. Michelle wollte noch kurz zu einer Freundin fahren, versprach aber, rechtzeitig zu Hause zu sein.

Michelle war ungewöhnlich groß und kräftig für ihr

Alter und hatte auch einen Selbstverteidigungskurs absolviert, deshalb durfte sie sich in der näheren Umgebung der mütterlichen Wohnung in einem großen Mietkomplex recht frei bewegen. Sie radelte los, aber sie fuhr doch lieber zu einer anderen Freundin, die viel näher wohnte und schon zwölf war. An dem Mietshaus angekommen, in dem Laura und Nikolas wohnten, stellte sie ihr Fahrrad unten vor der Haustür ab, ohne abzuschließen, fuhr in den fünften Stock und klingelte bei Familie Wiedemann. Laura war zwar zu Hause, hatte aber keine Zeit, weil es gleich Abendbrot gab. Also verabschiedete sich Michelle von ihr und ging wieder zum Fahrstuhl.

Keine halbe Stunde später hörte Laura Wiedemann, wie Nikolas, ihr großer Bruder, den aber alle nur Nick nannten, zur Tür hereinkam. Der wollte aber gleich »kurz noch mal raus«. Während er in die Küche ging, um einen Koffer mit irgendwelchem Werkzeug auf einen Stuhl zu stellen, erzählte er, dass er Michelle eben getroffen hatte. Und dass er ihr Haushaltstücher aus dem Keller holen musste, weil sie sich in die Hose gemacht hatte und sich die Bescherung abwischen wollte. Laura dachte nur, wie peinlich es ihr selbst wäre, wenn ihr mal so was passieren würde.

Um fünf nach halb sieben ging Nadine Angerer wieder hinaus, um Michelle hereinzuholen, aber ihre Tochter war nirgends zu finden. Das sah ihr gar nicht ähnlich, zumal sie sich heute gemeinsam die Entscheidungssendung von *Big Brother* anschauen wollten.

Nadine Angerer rief nach ihrer Tochter, aber niemand antwortete. Vielleicht war sie ja in dem Park, in dem die Mädchen öfter spielten. Also ging Nadine eine kleine Runde durch den Park und rief dort immer wieder nach ihrer Tochter. Es kam keine Antwort. Nun wurde Michelles Mutter unruhig. Sie eilte nach Hause, aber das Mädchen war nicht zurückgekommen. Deshalb nahm sie ihr Handy mit nach draußen, um bei ihren Freundinnen anzurufen, bevor sie erneut in den Park ging, diesmal zusammen mit ihrem Lebensgefährten.

Als sie um kurz nach sieben das nächste Mal zurückkamen, spürte Nadine Angerer auf einmal einen nie gekannten Schmerz und rief augenblicklich bei der Polizei an.

Der Beamte am Telefon spürte, dass er es nicht wie so oft mit falschem Alarm zu tun hatte. Deshalb versuchte er gar nicht erst, die besorgte Mutter zu beschwichtigen, sondern schickte sofort einen Streifenwagen los. Keine zehn Minuten später forderten die beiden Streifenbeamten Verstärkung an und organisierten die polizeiliche Suchaktion. Bald waren sechzig Polizisten im Einsatz auf der Suche nach Michelle, die meisten vom Kriminaldauerdienst (KDD), der Kripodienststelle, die außerhalb der normalen Dienstzeit für die Einleitung erster Maßnahmen zuständig ist. Parallel zur Suchaktion waren KDD-Beamte bereits mit der üblichen Routine beschäftigt: Anrufe bei sämtlichen Taxizentralen, der U-Bahn-Leitstelle und der Feuerwehr, über deren »Bettennachweis« alle Einlieferungen in Krankenhäuser nachvollziehbar sind. Doch nirgends ein Hinweis auf den Verbleib von Michelle.

Um halb acht klingelte bei Familie Wiedemann das Telefon. Nicks Mutter Simone stand vom Tisch auf, um den Anruf entgegenzunehmen. Als sie zurückkam, berichtete sie den anderen, was los war: »Die kleine Michelle Angerer ist verschwunden, viele Nachbarn und sogar die Polizei suchen schon nach ihr.« Nikolas stand auf und ging zum Fenster. Bei einem Blick durch die Gardinen sah er tatsächlich einige Polizisten und mehrere Hausbewohner in kleineren Grüppchen, die emsig und aufgeregt wirkten. Simone Wiedemann hatte sich inzwischen eine Jacke angezogen, um sich auch an der Suchaktion zu beteiligen. Ihre Tochter Laura sprang ebenfalls auf, und zur Überraschung aller sagte plötzlich auch der sonst so träge Nikolas, dass er mitkommen wollte.

Nikolas Wiedemann sah die kleine Menschenmenge, die sich vor dem Funkstreifenwagen versammelt hatte – darunter viele bekannte Gesichter – und ging direkt darauf zu. Er erzählte den Polizisten, dass er Michelle erst vor gut einer Stunde vor dem Haus gesehen hatte. Anschließend holte er sein Fahrrad vom Balkon der mütterlichen Wohnung und fuhr mehrmals die Straßen in der Nachbarschaft ab. Zwischendurch suchte er zusammen mit anderen Jugendlichen in den verschiedenen Kellereingängen des großen Mietkomplexes, in dem auch er selbst wohnte.

Von dem Moment an, als zwei Nachbarsjungen das Fahrrad ihrer Tochter am anderen Ende der Straße gefunden hatten, in der sie selbst wohnten, spürte Nadine Angerer keine Hoffnung mehr. Irgendwas Schlimmes musste passiert sein. Michelles Fahrrad stand unabgeschlossen vor dem Eingang der riesigen Mietskaserne, in der Laura wohnte, aber bei der war Michelle nicht. Nadine Angerer stand mitten auf der von Scheinwerfern hell erleuchteten Straße und starrte verzweifelt auf die Szenerie. Es wimmelte von bekannten und unbekannten Nachbarn, unzähligen Polizisten und Leuten mit Kameras und Mikrophonen, allesamt angestrahlt von den Scheinwerfern, die der Technische Hilfsdienst hier in Windeseile aufgebaut hatte. Und alle redeten durcheinander.

Plötzlich kam Laura Wiedemanns 17-jähriger Bruder Nikolas auf sie zu und redete sofort auf sie ein. Er erzählte ihr, er habe gesehen, wie Michelle zum Laden an der Ecke gegangen sei. »Gegangen? Wo war denn ihr Fahrrad?«, fragte sie in ihrer Panik. Als er sich daraufhin verbesserte – »Na ja, sie ist gefahren.« –, wurde sie sofort wütend auf ihn und beschimpfte ihn, er solle sich mal entscheiden. Statt beleidigt abzuziehen, erzählte er weiter: Dass er mit ihr gesprochen und sie ihm verraten habe, dass sie keine Lust auf Aufräumen habe und deshalb lieber zu einem Freund einen Stadtteil weiter fahren wolle.

»Das ist eine Lüge!«, schrie Nadine Angerer. Wenig später zog sie sich kraftlos zurück in ihre Wohnung, wo sie von zwei Polizeipsychologen betreut wurde.

Inzwischen wurde der Großeinsatz von ganz oben geleitet. Alle Informationen gingen sofort direkt an den LKA-Chef und seine Mitarbeiter. Als die Suche um halb zwei in der Nacht noch immer zu keiner Spur von Michelle geführt hatte, brach der LKA-Chef den Einsatz ab, allerdings mit der Maßgabe, die Suchaktion bei Tageslicht fortzusetzen. Dennoch wollte der Führungsstab die Zeit bis dahin nicht ungenutzt verstreichen lassen, sondern alle bisherigen Ergebnisse auswerten, um vielleicht doch noch einen Hinweis auf den möglichen Verbleib des kleinen Mädchens zu entdecken.

Als die eilig gebildete Sonderkommission um drei Uhr morgens damit begann, die eingegangenen Meldungen zu sichten, fiel der Blick bald auf den Bericht einer Polizistin, die mitbekommen hatte, wie Michelles Mutter einen Jungen angeschrien hatte, weil sie nicht glauben konnte, was er ihr erzählt hatte. Die Polizistin hatte weiter vermerkt, dass die Argumente der Mutter ihr glaubhaft erschienen waren. Diese Information passte auf verstörende Weise zu den Aussagen mehrerer anderer Beamter, denen der junge Mann unbedingt von seiner Begegnung mit Michelle hatte erzählen wollen.

Angesichts der Tatsache, dass auch noch Michelles Fahrrad vor dem Haus gefunden worden war, in dem auch der betreffende Nikolas Wiedemann und seine Familie wohnten, startete die Sonderkommission eine Abfrage im Polizeilichen Auskunftssystem POLAS. Das Resultat: Der 17-Jährige war bereits in zwei Fällen vorbestraft, einmal wegen »Fahren ohne Fahrerlaubnis«, einmal wegen »gemeinschaftlichen Diebstahls und Hehlerei«.

Alle an der Sonderkommission beteiligten Polizeibeamten wussten, dass jetzt schnelles Handeln gefordert war – sei es, um vielleicht noch das Leben der Siebenjährigen zu retten, sei es, um ihren Mörder daran zu hindern, die Leiche verschwinden zu lassen.

Nikolas' Mutter konnte es nicht fassen, als um kurz nach halb fünf in der Nacht plötzlich die Polizei mit einem Durchsuchungsbeschluss vor der Tür stand und ihren Sohn zum Verbleib von Michelle befragen wollte. Wieso sollte Nick das verschwundene Mädchen in ihrer Wohnung versteckt halten? Der interessierte sich doch nicht für eine Siebenjährige. Außerdem hätten sie ja wohl alle etwas bemerken müssen, wenn Michelle hier wäre. Aber die Polizisten ließen sich durch alles Zureden nicht daran hindern, die ganze Wohnung auf den Kopf zu stellen. Inzwischen suchten sie schon über zwanzig Minuten. Als sie sah, wie einer der Beamten auf den stockdunklen Balkon ging, schüttelte sie nur den Kopf. Durch die Tür beobachtete sie, wie der Polizist in dem ganzen Chaos einen großen Umzugskarton unter die Lupe nahm. Nachdem er den Deckel ein kleines Stück geöffnet hatte, schreckte er augenblicklich zurück. Als Nächstes hörte Nikolas' Mutter, wie der Beamte von seinem Telefon aus einen Notarzt rief. Wenige Minuten später wurde sie zusammen mit den anderen aufs Polizeipräsidium gebracht.

Nadine Angerer saß in einem anderen Raum desselben Präsidiums, zu dem sie vor nicht allzu langer Zeit ein Streifenwagen gebracht hatte, um dort zusammen mit der Polizei auf das Ergebnis der Hausdurchsuchung zu warten. Es war ziemlich genau sechs Uhr morgens, als der LKA-Chef persönlich auf sie zutrat und sagte: »Das Schlimmste, was eintreffen konnte, ist eingetroffen: Wir haben Ihre Tochter gefunden, und sie ist tot.«

Als der zuständige Kriminalhauptkommissar Sven Lohwinkel vor dem Hochhaus ankam, wimmelte es dort schon von Reportern und Kameraleuten. Sein vierköpfiges Team und die Spurensicherung waren bereits in der Wohnung, in der man vor einer Dreiviertelstunde die Leiche der siebenjährigen Michelle Angerer gefunden hatte. Zwar gab es einen Leichenfundort, aber niemand wusste, wo das Mädchen umgebracht worden war. Deshalb ließ Lohwinkel das ganze Haus erst einmal als potentiellen Tatort absperren. Es musste verhindert werden, dass umherlaufende Personen mögliche Tatortspuren zerstörten oder eigene Spuren hinterließen. Bevor sie aber das ganze Haus absuchten, musste er entscheiden, ob ein Rechtsmediziner angefordert werden sollte. Der Anblick all der Medienvertreter und Schaulustigen machte dem Kommissar die Entscheidung leicht. Man hätte zwar Sichtblenden aufbauen können, trotzdem kam es für ihn nicht in Frage, die tote Michelle dort oben auf dem Balkon zu entkleiden und ihren Körper nach Gewaltspuren abzusuchen, während von unten und von Nachbarbalkonen Kameras und Teleobjektive auf sie gerichtet waren. Das tote Kind musste in das Institut für Rechtsmedizin transportiert werden, und das möglichst sofort.

So kam es, dass dieses Mal kein Sarg, sondern ein hellbrauner, 86 x 40 x 30 Zentimeter großer Karton, von außen verschlossen mit weißem Klebeband und mehrfach umwickelt mit einem Elektrokabel, in unser Rechtsmedizinisches Institut gebracht wurde.

Es war eine schreckliche Vorstellung, dass sich in diesem Karton ein Kind befand, deshalb atmete ich zuerst tief durch, bevor ich den Karton vor den Augen einer Beamtin der Mordkommission und der zuständigen Oberstaatsanwältin vorsichtig mit einem Skalpell aufschnitt. Im nächsten Moment blickten wir alle mit stummem Entsetzen auf das tote Mädchen. Ein mit blutiger Flüssigkeit durchtränkter weißer Wollschal war zweimal um Kinn und Hals gewickelt, und zwar so, dass er auch

Mund und Nase des auf dem Bauch liegenden Kindes verschloss. Im Nacken waren zudem die Haare des Mädchens mit dem Schal verknotet, auch das ein eindeutiger Hinweis, dass nicht ihre Mutter oder sie selbst ihn gebunden hatte. Unter dem Wollschal war das längere Ende eines einmal um den Hals geschlungenen Elektrokabels im Nacken verknotet und so um ihre Füße gebunden, dass die übereinandergeschlagenen Beine zu einer Schaukelstellung eng an den Körper gedrückt wurden, die Arme waren mit Handschellen auf dem Rücken gefesselt. Wir hoben den Leichnam des Kindes aus dem Karton, legten ihn auf den Sektionstisch und öffneten die Handschellen.

Schon bei unseren ersten Untersuchungen machten wir eine schockierende Entdeckung: Das Mädchen war offensichtlich sexuell missbraucht worden. Die eindeutigen Verletzungen im Genitalbereich waren ein sicheres Zeichen dafür. Da Michelle mit Jacke, Pullover, T-Shirt, Hose, Unterwäsche sowie Schuhen und Strümpfen vollständig bekleidet war, konnten wir davon ausgehen, dass der Täter das Kind nach der Sexualtat wieder angezogen hatte und sich deshalb auch DNA- und Faserspuren von ihm auf ihrer Kleidung finden lassen würden.

Die nun folgende schichtweise Entkleidung des Kindes dauerte viele Stunden, da jeder Zentimeter Kleidung und später auch die gesamte Körperoberfläche einzeln mit Spezialfolie zur Spurensicherung abgeklebt werden musste. Aber das war erst der Anfang einer der längsten rechtsmedizinischen Untersuchungen eines toten Kindes, die ich bis dahin durchgeführt hatte.

Während ich dann gemeinsam mit einer Kollegin und einem Sektionsassistenten die Obduktion begann, wurden der Verdächtigte Nikolas Wiedemann sowie seine Familie im Polizeipräsidium vernommen. Im Laufe der Obduktion, die insgesamt fast elf Stunden dauerte, gab die Beamtin der Mordbereitschaft die jeweils vorliegenden Resultate an ihre Kollegen im Präsidium weiter, die wiederum den Tatverdächtigen damit konfrontierten.

Zu Beginn des Verhörs behauptete Nikolas Wiedemann, der geistig behinderte Sören Weiland hätte Michelle Angerer getötet, wenig später ergänzte er unter Druck, selbst ebenfalls »beteiligt gewesen« zu sein. Um drei Uhr nachmittags, gut vier Stunden nach Beginn unserer Obduktion, wurde dem LKA-Chef während der laufenden Pressekonferenz ein Zettel zugesteckt, auf dem stand, der Täter sei geständig. Nikolas Wiedemann hatte soeben den Satz gesagt: »Ich bin es gewesen.«

Doch diese Meldung war etwas voreilig, denn die Geschichte, die der 17-Jährige nach einer kurzen Pause Hauptkommissar Lohwinkel und einem weiteren Ermittler erzählte, war völlig absurd: Der Geschlechtsverkehr sei Michelles Idee gewesen, sie habe plötzlich die Hosen runtergelassen, und da habe er eben mitgemacht. Danach habe er sie nur ohnmächtig machen wollen – in der Hoffnung, dass sie sich hinterher an nichts mehr erinnert. Auch habe er immer wieder nach ihr gesehen und nachts den Karton extra nach oben auf den Balkon geholt, damit sie in seiner Nähe war, falls sie aufwachen sollte. Irgendwann währenddessen müsse sie gestorben sein.

Abgesehen davon, dass es undenkbar ist, dass eine Siebenjährige jemanden zum Sex auffordert, wurde diese Version des Geschehenen durch die Obduktionsbefunde eindeutig widerlegt: Eine zweifache Drosselmarke am Hals und punktförmige Einblutungen in der Gesichtshaut und in den Augenbindehäuten ließen nur einen Schluss zu: Michelle Angerer war erdrosselt worden.

Damit konfrontiert, wechselte der Jugendliche in eine Version der Tat, die kaum glaubwürdiger war als die vorherige. Immerhin gab er jetzt indirekt eine Vergewaltigung zu, behauptete aber, das Mädchen hätte sich, während er sie am Schal festhielt, so stark gewehrt, dass sie sich aus Versehen selbst erdrosselt habe. Auch in den folgenden Stunden seiner Vernehmung bestritt Nikolas Wiedemann jeden Tötungsvorsatz. Da schließlich nur wenig Aussicht bestand, dass er doch noch irgendwann mit einem echten Geständnis herausrückte, mussten andere Mittel und Wege herangezogen werden, um ein genaues Bild des Tatgeschehens zu erhalten. Dabei baute die Mordkommission in erster Linie auf die rechtsmedizinische Rekonstruktion des Drosselvorgangs, der nach dem Ergebnis meiner Obduktion todesursächlich war. Damit, so die Hoffnung der Ermittler, würde sich die Behauptung des Beschuldigten zweifelsfrei überprüfen lassen. Außerdem wurde ein psychiatrisches Gutachten in Auftrag gegeben.

Auf Grundlage einer Rekonstruktion des Tathergangs und des psychiatrischem Gutachtens sowie dessen, was die Ermittler inzwischen über die Vorgeschichte von Nikolas Wiedemann in Erfahrung gebracht hatten, ließ sich nun zu der tragischen Geschichte des ermordeten Mädchens und der Suche nach ihr auch die erschreckende Geschichte des Mörders und seiner Tat erzählen:

Acht Jahre vor dem Nachmittag, an dem Nikolas Wiedemann stundenlang vor seiner Haustür herumlungert und auf dem Stromverteilerkasten sitzt, haben seine Eltern sich nach vielen Jahren voller Alkoholprobleme und lautstarker Auseinandersetzungen endgültig getrennt. Während seine Mutter ihre voreheliche Tochter Kirsten und Nikolas´ zu jener Zeit vierjährige Schwester Laura zu sich nahm, kam der damals Neunjährige zusammen mit seinem drei Jahre älteren Halbbruder zu seinem Vater, der bald nach der Scheidung erneut heiratete. Eine Besuchsregelung kam nicht zustande, so dass die Brüder ihre Mutter kaum sahen. Es dauerte nicht lange, bis sie das erste Mal von zu Hause wegliefen, was in der Folgezeit öfter vorkam. Zeitweilig lebten Nikolas und sein Bruder sogar auf der Straße. Schon vorher, im Grunde seit dem ersten Schuljahr, hatte Nikolas Probleme in der Schule gehabt, was dazu führte, dass er mehrmals die

Schule wechseln musste. Zwei vom Jugendamt angeregte Kuraufenthalte führten zu keiner Entspannung der Situation.

Knapp zwei Jahre nach der Trennung der Eltern sorgte sein Vater dafür, dass Nick regelmäßig von einer Ärztin für Kinder- und Jugendpsychiatrie und deren Mann, einem Diplompsychologen, betreut wurde. Mit dreizehn zog Nikolas nach einem Streit mit seinem Vater zu seiner Mutter, die statt Konsequenz, Konstanz und Strenge lieber Nachgiebigkeit walten ließ. Als er nach einem Schulwechsel auf der neuen Schule kaum noch zum Unterricht erschien und ansonsten dauernd Streit mit seinen Mitschülern vom Zaun brach, riet das Therapeutenpaar den Eltern zu einer stationären jugendpsychiatrischen Behandlung, um zu verhindern, dass der Junge seine letzten emotionalen und sozialen Bindungen verlor und völlig verwahrloste.

Gut vier Jahre vor dem schrecklichen Verbrechen an der siebenjährigen Michelle Angerer wurde der damals 13-jährige Nikolas Wiedemann in einer Kinder- und Jugendgruppe auf einer Nordseeinsel untergebracht, wo er auch zur Inselschule ging. Dort gab er schon bald an, schikaniert und sogar sexuell missbraucht worden zu sein. Zeugen oder sonstige Hinweise, die seine Angaben bestätigten, gab es jedoch nicht. Nach weniger als einem Jahr kehrte er wieder in die väterliche Wohnung zurück.

Sein Vater wollte alte Fehler nicht wiederholen und traf mit einer fürsorglichen Lehrerin Absprachen, um

Nikolas unter strenger Überwachung zu halten. Die Kontrolle funktionierte, doch als der Vater schwer erkrankte, nutzte der mittlerweile 14-Jährige die Gelegenheit, um mitten in der Nacht abzuhauen. Unterschlupf suchte er wieder bei seiner Mutter, die ihn bereitwillig aufnahm und offenbar keinerlei Ambitionen hatte, ihn zu erziehen. So schrieb sie ihm fortan auch alle möglichen Entschuldigungen für die Schule, als die Verhaltensauffälligkeiten ihres Sohnes wieder zunahmen. Noch vor seinem Hauptschulabschluss, den er nur knapp schaffte, was nicht an mangelnder Intelligenz lag, trank er häufig Alkohol und wurde beim Marihuana-Rauchen erwischt. Eine anschließend angefangene Ausbildung als Elektriker – sein Vater übte denselben Beruf aus – brach er schon nach drei Wochen wieder ab.

Knapp zweieinhalb Monate vor seiner Tat lernte der inzwischen 17-Jährige ein gleichaltriges Mädchen aus der Nachbarschaft namens Melanie kennen. Mit ihr machte er kurz darauf seine ersten sexuellen Erfahrungen. Doch es dauerte nicht lange, bis Melanie das erste Mal damit drohte, mit ihm Schluss zu machen. Es nervte sie, dass er vorwiegend mit Jüngeren rumhing und sich für nichts richtig interessierte. Umgekehrt sah sich Nikolas immer häufiger nach anderen Mädchen um.

Am Vorabend des Mordes an Michelle Angerer schließlich eröffnet die junge Frau Nikolas nach einem heftigen Streit, dass sie endgültig mit ihm Schluss mache. Daraufhin stürmt Nikolas tief verletzt und wütend aus der Wohnung. Im Treppenhaus schlägt er mehrmals so heftig gegen die Wand, dass seine Hand anschwillt.

Als seine Mutter und deren Freund ihn vor dem Haus antreffen und ihm, was sonst nie vorkommt, Tränen in den Augen stehen, fragen sie ihn, was los ist. Anschließend bemühen sie sich um eine Aussprache zwischen den Jugendlichen.

Die beiden reden daraufhin bis in die frühen Morgenstunden und trinken dabei Whiskey. Anschließend zieht sich Melanie in das Zimmer von Nicks Schwester Laura zurück. Sowohl sie als auch Nikolas stehen erst gegen Mittag auf. Kurz darauf schlägt seine Mutter ihm, Melanie und Laura vor, Inline-Skaten zu gehen. Nikolas, der sich ohnehin seit dem Aufstehen allen Anwesenden gegenüber feindselig verhält, hat keine Lust und bleibt zu Hause. Er geht vors Haus und redet draußen mit verschiedenen Bekannten, unter anderem mit dem geistig behinderten Sören Weiland. Eine gute halbe Stunde bevor Nadine Angerer ihrer Tochter erlaubt, noch eine Viertelstunde draußen zu bleiben und kurz zu einer Freundin zu fahren, setzt sich Nikolas zum wiederholten Mal auf den Stromverteilerkasten und gibt sich seinem Frust hin.

Irgendwann sieht er Michelle auf ihrem Fahrrad an ihm vorbeifahren. Er kennt sie, da sie schon öfter mit seiner Schwester gespielt hat und dabei auch immer wieder zu ihm gelaufen kam, um ihn zum Mitspielen zu überreden. Kurz darauf rutscht er von dem Stromverteilerkasten und geht langsam auf den Hauseingang zu.

Niemand weiß, wann genau der 17-Jährige beschlossen hat, seinen ganzen Frust an Michelle auszulassen. Auch lässt sich nicht sagen, ob er von Anfang an eine Vergewaltigung im Sinn hatte. Fest steht jedoch, dass er Michelle Angerer unter einem Vorwand in den Keller gelockt hat.

Dort dreht er ihr die Hände auf den Rücken, fesselt sie mit Handschellen und benutzt ihren Schal als Knebel. Trotz des absolvierten Selbstverteidigungskurses hat Michelle gegen den fast 1,80 Meter großen und 84 Kilo schweren Jungen keine Chance. Nikolas zerrt der Siebenjährigen Hose und Schlüpfer herunter und vergewaltigt sie. Um die Angst- und Schmerzensschreie des Mädchens verstummen zu lassen, hält er ihr mit einer Hand Mund und Nase zu, worauf sie eine knappe halbe Minute später ohnmächtig zusammensackt. Sehr bald dämmert dem Jugendlichen, dass er wahrscheinlich im Gefängnis landet, wenn er Michelle am Leben lässt. Also nimmt er ein Stromkabel vom Regal, schnürt es zweimal um ihren Hals und erdrosselt sie, bevor sie wieder zu Bewusstsein kommt. Anschließend schleppt er sie in den Kellerverschlag, für den er einen Schlüssel hat, und nimmt dann einen Werkzeugkoffer mit einem Akkuschrauber nach oben in die Wohnung, um damit einen Grund für seinen Gang in den Keller vorzutäuschen.

Dort erzählt er seiner Schwester und den anderen, er

habe Michelle eben vor dem Haus getroffen und ihr Haushaltstücher aus dem Keller geholt, weil sie sich in die Hose gemacht habe. Kurz darauf geht er wieder hinunter in den Keller. Dort wischt er seinem Opfer mit Haushaltstüchern das Blut an Scheide und Anus und den im Todeskampf ausgeschiedenen Urin ab. Um seine Spermaspuren zu beseitigen, reißt er neue Tücher von der Rolle. Anschließend zieht er der Toten die Hosen hoch, legt sie auf den Bauch und verknotet das von ihm um ihren Hals gebundene Kabel eng mit den auf den Rücken gedrückten Füßen. Da blutiger Schaum aus Michelles Mund und Nasenlöchern austritt, wickelt er den weißen Wollschal des Kindes um ihr Gesicht. So zusammengeschnürt, verstaut er das tote Mädchen in einem Umzugskarton. In den wirft er auch die Tücher mit Michelles Blut und Urin. Die Tücher, mit denen er die sichtbaren Spermaspuren von Körper und Boden gewischt hat, stopft er dagegen in die leere Rolle und wirft die Rolle anschließend in ein Gebüsch vor der Haustür. Dann verklebt er den Karton mit weißem Klebeband und umwickelt ihn zusätzlich mit einem weiteren Elektrokabel. Bei all dem beeilt er sich, damit er einigermaßen rechtzeitig zum Essen nach oben kommt, denn er will nicht auffallen.

Als er in die Wohnung seiner Mutter im fünften Stock zurückkehrt, haben alle anderen schon fertig gegessen. Wenig später ruft Sörens Mutter an und erzählt, dass Michelle Angerer vermisst wird. Sofort beschließt Nikolas, einen möglichen Tatverdacht von sich abzulenken, indem er engagiert an der Suchaktion teilnimmt.

Weil er fürchtet, dass die vielen Polizeibeamten, die inzwischen erschienen sind, im Keller nach dem Mädchen suchen könnten, will er den Karton mit der Leiche lieber an einen sicheren Ort bringen. Deshalb nutzt er einen Moment, in dem niemand auf ihn achtet, und bringt den Karton mit dem Leichnam per Fahrstuhl in den fünften Stock. Dort deponiert er ihn auf dem Balkon und mischt sich anschließend wieder unter das Volk, das sich seit dem Fund von Michelles Fahrrad vor dem Haus versammelt hat.

Stunden später klingelt die Polizei an der Wohnungstür und findet kurz darauf auf dem Balkon, wonach sie gesucht hat – nur dass die Hoffnung, Michelle würde noch leben, sich nicht erfüllt.

Als ein knappes halbes Jahr nach der Tat das Landgericht Hamburg in der Strafsache gegen Nikolas Wiedemann Recht zu sprechen hatte, war auch Michelles Mutter anwesend. Sie wollte an der Gerichtsverhandlung teilnehmen, um sich ein Bild davon zu machen, was genau ihrer Tochter widerfahren war, was sie in den letzten Stunden ihres Lebens hatte erleiden müssen. Denn darin sah sie den einzigen möglichen Weg, nicht an ihrem Schmerz zu zerbrechen.

So sah und hörte sie, wie der Angeklagte sich erhob und verkündete, er wolle jetzt endlich »die ganze Wahrheit« sagen, nachdem er bei der Polizei »rumgelogen« habe. Und sie erlebte mit, wie die Indizien auch das neueste »Geständnis« in mehreren Punkten widerlegten. Diese Indizien, die sich sowohl aus den Widersprüchen in den Angaben des Angeklagten ergaben als auch aus den Zeugenaussagen, dem Faservergleichsgutachten, dem Ergebnis der Obduktion und dem DNA-Gutachten, wurden im Verlauf der Verhandlung von den geladenen Zeugen und Sachverständigen vorgetragen, also auch von mir.

Aufgrund der Obduktionsresultate ließ sich zweifelsfrei belegen, dass der Jugendliche das Mädchen nicht erst gefesselt hatte, als sie schon bewusstlos am Boden lag, denn die tiefen Fesselungsspuren an beiden Handgelenken zeugten eindeutig von heftiger Gegenwehr und den Befreiungsversuchen des Kindes. Zudem hätte er die sexuellen Handlungen ohne vorheriges Fesseln an dem für sein Alter großen und kräftigen Mädchen nicht verüben können, zumal Michelle ja einen Selbstverteidigungskurs absolviert hatte.

Die Hauptabweichung zwischen der neuesten Version des Angeklagten und dem von den Ermittlern rekonstruierten Tatgeschehen betraf den Zeitpunkt der Tötung. Nikolas Wiedemann bestand darauf, er habe die Siebenjährige zunächst ohnmächtig im Keller liegen lassen. Erst später, nachdem er in der Wohnung gewesen sei und danach die Flecken im Keller beseitigt habe, habe er der immer noch bewusstlosen, aber noch atmenden Michelle

Angerer den Schal vors Gesicht gebunden und das Kabel um Hals und Füße geknotet, um sie so in den Umzugskarton zu heben.

Auch dieser Behauptung widersprach das Gericht, auch wenn Obduktion oder DNA-Gutachten hier keine Beweise liefern konnten. Hier stützte sich der Vorsitzende Richter mit seinen zwei beisitzenden Richterinnen sowie den beiden Schöffen in der Hauptsache auf gesunden Menschenverstand. Da der Angeklagte bereits zugegeben hatte, das Mädchen aus Angst vor Entdeckung seiner Sexualtat getötet zu haben, war es mehr als unwahrscheinlich, dass er zunächst hoch in die Wohnung geht und danach erst einmal Spuren beseitigt, bevor er sein Opfer zum Schweigen bringt. Das Risiko, dass Michelle aufwacht und um Hilfe schreit oder sich gar aus dem Keller befreit, wäre viel zu groß gewesen.

Von zentraler Bedeutung für Urteil und Strafbemessung war natürlich die Frage, ob Nikolas Wiedemann das zuvor vergewaltigte Kind tatsächlich ermordet hatte oder ob sie auf andere Weise zu Tode gekommen war. In seiner angeblich nun der Wahrheit entsprechenden Darstellung des Geschehens gab der Angeklagte an, das Mädchen müsse sich – von ihm unbeabsichtigt – im bewusstlosen Zustand mit dem Kabel, das wie eine »chinesische Schaukel« um Hals und Füße gebunden war, selbst stranguliert haben. Dagegen sprach bereits einerseits, dass der 17-Jährige längst zugegeben hatte, Michelle getötet zu haben, damit sie ihn nicht verriet. Doch in diesem Fall ließ sich der ohnehin wahrscheinliche Sachverhalt auch rechtsmedizinisch belegen:

Als Sachverständiger schilderte ich den Anwesenden die entscheidenden Obduktionsbefunde, mit denen die Polizei den Angeklagten schon bei seiner Vernehmung konfrontiert hatte. Anschließend erklärte ich, warum unter den beschriebenen Umständen die vom Angeklagten behauptete Selbststrangulierung nicht die Todesursache gewesen sein konnte:

Zwar war das Elektrokabel zwischen Hals und Füßen so eng gespannt, dass es den ganzen Körper in eine Art Schaukelstellung bog, was durchaus eine Strangulation ohne weiteres Zutun durch Nikolas ermöglicht hätte. Doch bei der Obduktion hatten wir festgestellt, dass dieses Kabel nur »eintourig« um den Hals gewickelt war. Der Knoten dieses Elektrokabels saß im Nacken, da der Angeklagte das Kabel von dort aus mit ihren Füßen verbunden hatte – nach seinen eigenen Schilderungen zu dem Zweck, die angeblich nur bewusstlose Michelle in den Karton zu heben. Sowohl die Drosselmarken am Hals als auch die entsprechenden Verletzungen der Halsweichteile waren jedoch zweifach vorhanden gewesen. Daher kam als Todesursache nur ein Erdrosseln mit »doppeltouriger« Schlingenführung in Frage. Ein weiteres entscheidendes Detail war, dass nach dem Erscheinungsbild der zweifachen Drosselmarke der Knoten des Kabels, mit dem Michelle erdrosselt wurde, an der Vorderseite des Halses gelegen haben musste. Nikolas Wiedemann hatte ihr direkt ins Gesicht gesehen, während er die Schlinge zuzog. Die einfache Kabelschlinge, die wir vor der Obduktion vom Hals des Kindes entfernen mussten, hatte weder Verletzungen der Halsweichteile noch Strangulationsmale hinterlassen. Das hieß, Michelle war bereits tot, als der Täter ihr dieses Kabel um den Hals band.

Damit war die Tat aus Sicht des Gerichts hinreichend geklärt: Es handelte sich um Vergewaltigung in Tateinheit mit anschließendem Mord aus sogenannter Verdeckungsabsicht.

Bevor jedoch ein Urteil gefällt werden konnte, musste zunächst über die Schuldfähigkeit des Angeklagten entschieden werden. Grundlage für diese Entscheidung war ein psychiatrisches Gutachten, das annähernd 100 Seiten umfasste. In dem Gutachten, das sich auf Aktenmaterial, Exploration der Vorgeschichte sowie psychologische und körperliche Untersuchung stützt, ging der psychiatrische Gutachter auch ausführlich auf die Kindheit des Angeklagten sowie auf dessen Situation und Gefühlszustand unmittelbar vor der Tat ein.

Im Kern bescheinigte er dem Angeklagten eine »emotional instabile Persönlichkeitsstörung vom Borderline-Typus im Anfangsstadium«. Begonnen habe seine Entwicklungsstörung bereits im Vorschulalter, wo der Junge durch mangelnde Aufmerksamkeit und Hyperaktivität aufgefallen sei. Er sei schon früh emotional instabil und nicht in der Lage gewesen, seine gefühlsmäßigen Impulse zu kontrollieren. Damit seien die gewalttätigen Ausbrüche zu erklären, die sowohl seine Eltern und Geschwister als auch Mitschüler und Lehrer in der Folgezeit immer wieder miterleben mussten, vor allem dann, wenn Nikolas kritisiert wurde. Zudem leide der angeklagte Jugendliche an einem gespaltenen Selbstbild, wegen dem sich bei ihm Selbstüberschätzung mit massiven Selbstzweifeln abwechselten.

Als Nikolas Wiedemann am Nachmittag vor der Tat auf dem Stromverteilerkasten saß, war er nach Auffassung des psychiatrischen Gutachters voller angestauter Aggressionen. Ausgelöst worden seien diese durch den Streit am Vortag mit seiner Freundin Melanie. Da die nächtliche Aussprache nichts gebracht habe, sei der Frust des Angeklagten enorm gewesen, zumal Melanie nach dem Gespräch nicht bei ihm auf dem Ausziehsofa geschlafen habe, wie sonst immer, sondern sich in das Zimmer seiner kleinen Schwester Laura zurückgezogen hatte. Die angestauten Aggressionen nach dem Ende seiner ersten sexuellen Beziehung entluden sich dann »in einem spontanen Impulsdurchbruch durch einen aggressiven Akt gegenüber der kleinen Michelle«.

Die Tat sei demnach nicht aufgrund eines Motivs, sondern in Folge eines Affekts begangen worden. Dieser Affekt habe den Jungen zunächst überrollt, weshalb er kaum verstandesmäßig reagieren konnte. Allerdings, so das Gutachten, hätte der Angeklagte im Verlauf der Tat noch mehrere Gelegenheiten gehabt, sich anders zu verhalten. Vor allem sein Nachtatverhalten zeige, dass er nicht ausschließlich unter dem Einfluss des aggressiven Impulses gehandelt habe. Deshalb, so fasste der psychiatrische Gutachter zusammen, könne man nicht von einer aufgehobenen, sondern nur von einer verminderten Schuldfähigkeit ausgehen.

Die Kammer schloss sich den Ausführungen des psychiatrischen Sachverständigen an und nahm die verminderte Schuldfähigkeit in ihre Überlegungen zur Strafbemessung auf. Gleichzeitig jedoch wertete sie die Tat als »so schwerwiegend und so grauenvoll, dass sowohl aus erzieherischen Gründen als auch unter Sühnegesichtspunkten nur die Ahndung mit einer erheblichen Jugendstrafe« in Frage kam. Er habe die Arglosigkeit des Mädchens, das dem großen Bruder ihrer Freundin immer ohne jede Scheu begegnet war, »skrupellos missbraucht«, und die Ausführung seiner Tat zeuge von einer »unbarmherzigen und mitleidlosen Gesinnung« gegenüber dem erst sieben Jahre alten Mädchen. Als ebenfalls schulderschwerend wertete das Gericht die Teilnahme des Täters an der Suchaktion, während der er gezielt Polizisten und sogar die Mutter des Opfers mit Fehlinformationen versorgt hatte.

Das Gericht verurteilte den Angeklagten Nikolas Wiedemann wegen Vergewaltigung mit anschließendem Mord zu einer Jugendstrafe von acht Jahren.

Hätten die Richter nicht auf verminderte Schuldfähigkeit entschieden, wären zehn Jahre die zugelassene Höchststrafe in dem hier angewendeten Jugendstrafrecht gewesen.

Stellen Sie sich eine Mutter vor, die nach dem grausamen Verbrechen an ihrer siebenjährigen Tochter zumindest wissen will, wie die letzten Stunden des Mädchens verlaufen sind, und deshalb all ihren Mut und ihre Kraft zusammennimmt und die Hauptverhandlung vor Gericht besucht. Stellen Sie sich vor, wie diese Mutter miterleben muss, dass der Mörder ihrer kleinen Tochter auch vor Gericht erneut lügt und seine Behauptungen nach und nach in allen Einzelheiten von Zeugen und Experten widerlegt werden müssen. Und stellen Sie sich vor, wie sie auf diese Weise herausfindet, dass ihr Kind aus einem mörderischen Impuls heraus vergewaltigt und ermordet wurde, nur weil es zufällig zum falschen Zeitpunkt an dem Stromverteilerkasten vorbeikam, auf dem der Täter in seinem angestauten Frust saß.

Diese Mutter, die sich selbst immer als Kämpfernatur gesehen hatte, verlor nach dem Mord an ihrer Tochter alle Freude und jeden Lebensmut. Sie sah sich nicht mehr in der Lage zu arbeiten und musste sich auf unbestimmte Zeit krankschreiben lassen. Um sich wieder zu stabilisieren, begab sie sich in psychotherapeutische Behandlung, ebenso ihr Lebensgefährte, der sie mit all dem nicht allein lassen wollte. Zudem stellte die Frau, der ich in diesem Kapitel das Pseudonym Nadine Angerer gegeben habe, zeitweilig eine eigene Website ins Netz. Dort schrieb sie auch einen Brief an ihr totes Kind, in dem sie dem Mädchen erzählte, wie sie den Abend der Tat und der anschließenden Suche erlebt hatte. Über den Moment, als die Nachbarskinder Sören und Felix ihr von dem gefundenen Fahrrad Michelles berichteten, schrieb sie: *Ich brach zusammen und wusste meinen Schmerz zu deuten. Ich bin in Sekunden gestorben, und keiner konnte mehr helfen.*

Im Hamburger Institut für Rechtsmedizin, in dem ich damals noch tätig war, gibt es einen Trauerraum, in dem die Angehörigen von Verstorbenen Abschied nehmen können. Dies ist eine Besonderheit, da das Hamburger Institut zugleich öffentliche Leichenhalle für den Stadtstaat ist. Als ich hörte, dass die Mutter der kleinen Michelle einen Tag nach dem Fund und der Obduktion auf dem Weg ins Institut war, um ein letztes Mal ihre Tochter zu sehen, beschlich mich ein mulmiges Gefühl. Als diensthabender Arzt war ich derjenige, der sie in den Raum führen und auf das, was sie darin erwartete, vorbereiten musste. Obwohl ich nach so kurzer Zeit noch nicht wirklich Abstand zu der Obduktion gefunden hatte, oder gar zu dem, was dabei zutage gefördert worden war, lehnte ich das Angebot eines Kollegen ab, an meiner Stelle die Abschied nehmende Mutter zu begleiten. Inzwischen bin ich froh darüber, mich dieser Erfahrung gestellt und mit der Frau gesprochen zu haben. Auch wenn unser kurzes Gespräch nichts daran ändern konnte, dass sich das, was sie durchmachte und in nächster Zeit noch würde durchmachen müssen, nicht in Worte fassen lässt.

Bei aller gebotenen Sachlichkeit und Objektivität und trotz der notwendigen Distanz zu Angehörigen von Mordopfern, zu der mich meine Arbeit verpflichtet, werde ich das Leid dieser Mutter niemals vergessen. Daher ist dieses Kapitel speziell ihr gewidmet – indem ich beim Schreiben sowohl ihren Wunsch berücksichtigt habe, wahrheitsgemäß über die letzten Stunden ihrer Tochter zu berichten, als auch ihre Angst vor schrecklichen Details, auf die ich in diesem Fall bewusst verzichtet habe. Ohne ihr ausdrückliches Einverständnis wäre dieser besonders tragische Fall weder in diesem noch in einem anderen Buch festgehalten worden.

Zum Abschluss: Was ich erreichen möchte

Zunächst einmal kann ich Sie beruhigen: Die Tatsache, dass Sie dieses Buch gelesen haben, spricht statistisch gesehen dagegen, dass Sie irgendwann als Verbrechensopfer auf meinem Obduktionstisch oder dem eines Kollegen landen werden. Warum? Weil Sie als lesender Mitbürger einer (zum Glück noch nicht völlig exklusiven) Bevölkerungsschicht angehören, in der sich Tötungsdelikte nur eher selten ereignen. Und dass Sie dieses Buch gekauft haben, bedeutet zudem, dass Sie nicht Ihr gesamtes Geld in Alkohol oder illegale Drogen investieren, was Sie wiederum noch weiter von dem Risiko entfernt, Opfer eines gezielten Gewaltverbrechens zu werden. Deren Opfer kommen fast regelmäßig aus desolaten sozialen Verhältnissen, sind meist ohne Schulabschluss und haben oft selbst eine kriminelle Vergangenheit. Die meisten Mordopfer – wie übrigens auch die Mörder – konsumieren täglich Alkohol in großen Mengen und sind auch zum Tatzeitpunkt in der Regel stark alkoholisiert. In vielen Fällen spielen illegale Drogen eine entscheidende Rolle, entweder als Motiv – ein Streit um Drogen oder deren Bezahlung – oder weil jemand unter Drogeneinfluss zum Mörder wird. Unter solchen Umständen werden Streitereien, häufig um Nichtigkeiten, fast immer mit brachialer körperlicher Gewalt ausgetragen. Dabei kommen Hämmer, Äxte und Knüppel zum Einsatz, doch die mit Abstand am häufigsten benutzten Tatwaffen sind Messer. Messer finden sich in jedem Haushalt, sie gibt es in jedem Warenhaus zu kaufen, und sie lassen sich leicht und unauffällig am Körper tragen. Im Gegensatz zu den USA herrschen bei uns rigide Waffengesetze, was die Verfügbarkeit von Schusswaffen anbelangt, und so spielen tödliche Schussverletzungen bei Tötungsdelikten in Deutschland zum Glück fast keine Rolle.

Leider kann sich trotz aller Statistik niemand sicher sein, dass enge Verwandte oder Freunde eines Tages keine Perspektive mehr im Leben sehen und den Entschluss fassen, freiwillig aus dem Leben zu scheiden wie das Ehepaar Bergholz in dem Kapitel »Für immer vereint«. Auch kann niemand unsere Kinder vor Gewalttätern wie Nikolas Wiedemann im Kapitel »Mörderischer Frust« beschützen, der die siebenjährige Michelle aus einer finsteren Laune heraus vergewaltigte und dann ermordete. Niemand wird sich mit absoluter Sicherheit davor schützen können, dass ein anderer ihm heimlich Drogen in ein Getränk mischt, wie es Holger Wehnert in »Rätselhafte Verfolger« widerfuhr, der daraufhin erst seinen Verstand und dann sein Leben verlor. Und sind Sie sich sicher, dass nicht vielleicht doch ein naher Verwandter oder enger Bekannter praktizierender Autoerotiker ist, wie Christian Blank im Kapitel »Tödliche Lust«, den diese Leidenschaft sein Leben kostete? Wer soll ein ungeborenes Kind davor bewahren, dass seine Mutter es aufgrund einer Kurzschlusshandlung oder auch von langer Hand geplant umbringt, kaum dass es das Licht der Welt erblickt hat, wie im Kapitel »Grausiges Geheimnis« geschildert?

Das alles ist ebenso traurig wie schrecklich. Aber dass es immer wieder zu nicht natürlichen Todesfällen kommt, darf uns niemals resignieren lassen. Und erst recht dürfen wir nicht in unseren Bemühungen nachlassen, solche Fälle aufzudecken und aufzuklären.

Dafür ist eine gut funktionierende Rechtsmedizin auf höchstem wissenschaftlichem Niveau mit ausreichend spezialisierten Naturwissenschaftlern und gut ausgestatteten Laborbereichen, die über die neuesten Analysemethoden verfügen, unerlässlich. Nur so können natürliche Todesursachen auch in kniffligen Fällen als solche eingeordnet oder tödliche Vergiftungen nachgewiesen werden. Ohne DNA-Analyse bleiben zahlreiche Täter unerkannt. Oft lassen sich Verbrechen nur mit aufwendigen kriminaltechnischen Untersuchungen und ganz besonders durch eine professionelle rechtsmedizinische Rekonstruktion der Ereignisse vor, während und nach dem Tod des Opfers aufklären.

Doch die bittere Wahrheit ist: Die deutsche Rechtsmedizin wird zu Tode gespart. Die *Süddeutsche Zeitung* betitelte die deutsche Rechtsmedizin im Mai 2010 in einem Artikel zu diesem Thema als »Eine akademische Leiche«. Seit 1993 sind in Deutschland 11 von 32 rechtsmedizinischen Instituten aus Kostengründen geschlossen oder die Position des Institutsdirektors eingespart worden. Während in einigen anderen europäischen Ländern die Obduktionsrate bei bis zu dreißig Prozent der Todesfälle liegt, werden in Deutschland lediglich zwei bis drei Prozent aller Verstorbenen obduziert. Damit sind wir das traurige Schlusslicht in Europa. Was dabei herauskommt, bringt der oft zitierte und abgewandelte Ausspruch eines Rechtsmediziners auf drastische, aber zutreffende Weise zum Ausdruck: »Wenn alle unerkannt Ermordeten am Jüngsten Tag ihre Zeigefinger aus dem Grab strecken, werden unsere Friedhöfe Spargelfeldern gleichen.«

Je weniger Leichen obduziert werden, umso weniger Tötungsdelikte werden als solche erkannt und umso mehr Täter leben unbehelligt unter uns. Die Obduktionsarchive rechtsmedizinischer Institute sind voll von Fällen, bei denen zunächst bei einem toten Säugling von einem plötzlichen Kindstod ausgegangen wurde, der sich dann aber bei der rechtsmedizinischen Untersuchung als tödliches Schütteltrauma und damit als ein Tötungsverbrechen herausstellte – was ohne Obduktion niemals festgestellt worden wäre.

Wäre, wie im Kapitel »Im Griff des Vulkaniers« berichtet, der erdrosselte Ino Jungmann nicht obduziert worden, hätte die Aussage von Aleksej Wladimirowitsch, er habe nie die Absicht gehabt, sein Opfer zu töten, nicht widerlegt werden können, und er hätte statt als verurteilter Mörder den Gerichtssaal womöglich sogar als freier Mann verlassen. Und wenn die Leiche der siebenjährigen Michelle Angerer im Kapitel »Mörderischer Frust« nicht obduziert und in akribischer Puzzlearbeit alle rechtsmedizinischen und kriminalistischen Details zusammengesetzt und richtig interpretiert worden wären, müsste ihre Mutter noch heute in Ungewissheit darüber leben, was ihrer kleinen Tochter tatsächlich widerfahren ist, denn niemand hätte die ständig neuen Versionen des Tatherganges, mit denen der jugendliche Mörder aufwartete, als Lügen entlarven und ihn damit überführen können.

Und abseits von Verbrechen gehen rechtsmedizinische Untersuchungsergebnisse in die Unfallforschung und Unfallprävention ein, nicht nur im Straßenverkehr, sondern auch in besonders gefährdeten Arbeitsbereichen wie Flugverkehr oder Gefahrguttransport. Toxikologische Untersuchungen etwa zur Überprüfung von Alkohol- und Drogenkonsum können auf diese Weise zahlreiche Leben retten.

Viele Politiker scheuen das Thema Tod, das sich zugegebenermaßen kaum als Wahlkampfthema eignet. Dankenswerterweise versuchen einige Justizsenatoren beziehungsweise Justizminister immer wieder, eine Lanze für die Rechtsmedizin zu brechen und Themen wie Steigerung der Obduktionsrate und Professionalisierung der Leichenschau auf die politische Agenda zu setzen. Doch stoßen sie bei ihren Politikerkollegen leider regelmäßig auf taube Ohren. Und in der Bundespolitik gibt es nicht einen einzigen Politiker, der es für nötig hält, sich für eine funktionstüchtige Rechtsmedizin einzusetzen.

Solche Rahmenbedingungen können mir zwar meinen Beruf nicht verleiden, aber sie legen meinen Kollegen und mir unnötig Steine in den Weg und erschweren es uns, im Sinne von Opfern und Angehörigen zu handeln und zukünftige Todesfälle verhindern zu helfen. Damit geht das Kaputtsparen letztendlich auf Kosten der Sicherheit aller hier lebender Menschen. Deshalb werde ich auch nicht aufhören, bei jedem einzelnen Fall um die nötigen Mittel zu streiten, und weiter öffentlich für eine deutliche Aufwertung der Rechtsmedizin kämpfen. Nicht zuletzt, indem ich in Zeitungsartikeln und Büchern wie diesem dafür werbe.

Danksagung

Rechtsmedizin ist Teamarbeit, deshalb danke ich all denen, die mich bei den geschilderten Fällen jeweils tatkräftig unterstützt haben. Aber auch die Arbeit an einem Buch funktioniert nicht ohne aufmerksame und Rat gebende Helfer. Deshalb danke ich, gemeinsam mit meinem Co-Autor Lothar Strüh, allen, die dieses Buch mit ihren Anregungen, ihrer Unterstützung und wertvollen Hinweisen bereichert haben. Ich hoffe sehr, dass ich in der Hitze des Gefechts und vor allem in der Hitze des Sommers 2010 niemanden vergessen habe:

Dr. Sibylle Banaschak, *Institut für Rechtsmedizin, Köln*

Dr. Claas Buschmann, *Institut für Rechtsmedizin der Charité, Berlin*

Dr. Andreas Correns, *Institut für Rechtsmedizin der Charité, Berlin*

Dr. Edwin Ehrlich, *Landesinstitut für gerichtliche und soziale Medizin, Berlin*

Dr. Veit Etzold, *Barcelona, Berlin*

KOK Martin Fornahl, *Kriminalpolizeiaußenstelle Brunsbüttel*

Dr. Saskia S. Guddat, *Institut für Rechtsmedizin der Charité, Berlin*

Dr. Sven Hartwig, *Institut für Rechtsmedizin der Charité, Berlin*

Dr. Sarah Heinze, *Institut für Rechtsmedizin der Charité, Berlin*

Prof. Dr. Frank Heppner, *Institut für Neuropathologie der Charité, Berlin*

Dr. Sieglinde Herre, *Institut für Rechtsmedizin der Charité, Berlin*

Oberstaatsanwalt Ralph Knispel, *Staatsanwaltschaft Berlin*

Dr. Klaus Krocker, *Landesinstitut für gerichtliche und soziale Medizin, Berlin*

Cornelia Martius, *Landesinstitut für gerichtliche und soziale Medizin, Berlin*

Claus Meyer-Höper, *Kiel*

Priv.-Doz. Dr. Marion Nagy, *Institut für Rechtsmedizin der Charité, Berlin*

Dr. Lars Oesterhelweg, *Institut für Rechtsmedizin der Charité, Berlin*

Prof. Dr. Klaus Püschel, *Institut für Rechtsmedizin, Hamburg*

Prof. Dr. Fritz Pragst, *Institut für Rechtsmedizin der Charité, Berlin*

Inken Ramelow, *HAMBURG on air, Hamburg*

Dr. Benno Rießelmann, *Landesinstitut für gerichtliche und soziale Medizin, Berlin*

Prof. Dr. Lutz Roewer, *Institut für Rechtsmedizin der Charité, Berlin*

Dr. Frank Rosenbaum, *Landesinstitut für gerichtliche und soziale Medizin, Berlin*
Rechtsanwalt Thomas Trapp, *Lennestadt*
Dr. Erdmute Tsokos-Seifert, *Kronshagen*
Werner Wahls, *Köln*
Rechtsanwalt Bernd O. Weber, *Hamburg*

Meiner Frau Anja danke ich für ihren Einsatz als kritische Testleserin und für ihre endlose Geduld, wenn ich mal wieder – wie leider so oft – nicht abkömmlich war.

True Crime Stories von Joe Bausch, dem Experten für Verbrechen und das Böse

»Von unvorstellbarem Ausmaß«, so werden Verbrechen mit tödlichem Ausgang in der Öffentlichkeit häufig genannt. Nur wenige Menschen kennen persönlich so viele Gewalttäter wie der langjährige Gefängnisarzt Joe Bausch. Hier geht er der Frage nach, wie solche Delikte entstehen. Er erzählt den Fall von der »Eislady«, die sich von ihren dominanten Männern nur durch Mord zu befreien wusste. Oder vom unauffälligen Familienvater, der auf Jersey elf Jahre lang ein Doppelleben als Sexualstraftäter führen konnte. Immer zeigt Bausch faszinierende Täterprofile und subtile Kausalitäten auf, die auch etwas vom zerstörerischen Drive unserer Gesellschaft offenbaren.

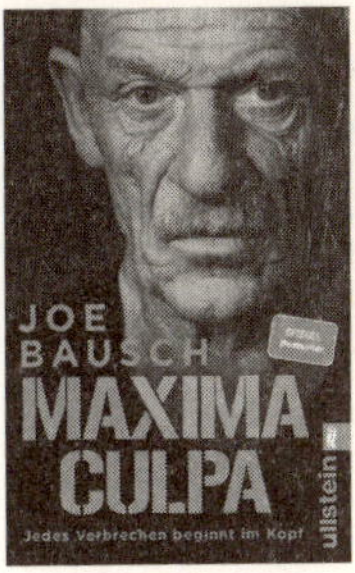

Joe Bausch und Bertram Job

Maxima Culpa

Jedes Verbrechen beginnt im Kopf

Klappenbroschur

Auch als E-Book erhältlich

www.ullstein.de